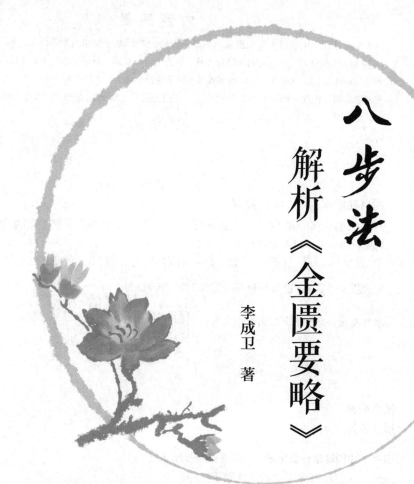

八步法

解析《金匮要略》

李成卫 著

U0206632

中国健康传媒集团

中国医药科技出版社

内 容 提 要

　　八步法是北京中医药大学金匮要略教研室李成卫教授基于多年教学、临床工作构建出的一种拆析《金匮要略》的辨证论治方法与临床决策步骤。该方法可以揭示《金匮要略》原文诊治思路，纠正滥用"以方测证"导致的原文误解，可以很好地培养临床辨证论治的能力，对于经典研究，临床应用都有很大的价值。本书配赠音频，详细举例讲解八步法的原理、使用方法等。本书适用于中医药院校师生、科研工作者、临床医生使用。

图书在版编目（CIP）数据

　　八步法解析《金匮要略》/ 李成卫著 . — 北京：中国医药科技出版社，2020.3
　　ISBN 978-7-5214-1593-3

　　Ⅰ . ①八… 　Ⅱ . ①李… 　Ⅲ . ①《金匮要略方论》 　Ⅳ . ① R222.3

　　中国版本图书馆 CIP 数据核字（2020）第 026982 号

本书视频音像电子出版物专用书号：

美术编辑　陈君杞
版式设计　也　在

出版　**中国健康传媒集团** | 中国医药科技出版社
地址　北京市海淀区文慧园北路甲 22 号
邮编　100082
电话　发行：010 - 62227427　邮购：010 - 62236938
网址　www.cmstp.com
规格　710 × 1000mm $\frac{1}{16}$
印张　11 $\frac{1}{2}$
字数　196 千字
版次　2020 年 3 月第 1 版
印次　2022 年 11 月第 2 次印刷
印刷　三河市百盛印装有限公司
经销　全国各地新华书店
书号　ISBN 978-7-5214-1593-3
定价　**42.00 元**

获取新书信息、投稿、为图书纠错，请扫码联系我们。

中医学是科学与人文融合得比较好的学科之一，也是具有中国特色的生命科学。实现中医现代化，充分利用现代科学技术方法，加强中医药研究与相关学科的交流与合作，是 21 世纪我国科技工作的重点之一。研究整体观念与辨证论治的中医特色思维，结合认知科学与决策科学，融入非线性科学，无疑是中医现代化有意义的尝试。

我的学生李成卫，经过长期的历史考察与理论研究，应用认知心理学与决策科学原则，以《金匮要略》为范本拆分辨证论治的临床决策步骤，构建了辨证论治八步法。该方法延续刘渡舟教授抓主症、辨病机、方证相应的学术思想，在我的"三步四维六治"的经方医学体系基础上，增加了《金匮要略》的治未病和治疗策略这两个特色内容。经过十几年的系统论证与证明，该方法可以揭示《金匮要略》原文诊治思路，纠正"以方测证"滥用导致的原文误解，可以很好地培养学生辨证论治决策思维能力，帮助临床医者解决疑难问题，无论对于经典研究，还是现代辨证论治学术研究都有很大的价值。

成卫是我的学生，在我指导下完成伤寒论专业硕士、博士学业。他的硕士论文是关于半夏泻心汤的实验研究，博士论文为《伤寒论》表里概念的历史考察，并获得当年"求是优秀博士论文奖"；毕业留校，在北京中医药大学任教金匮要略，并在我带领下完成国家重点基础研究发展计划（973 计划）"基于'肝藏血主疏泄'的脏象理论研究"，获得 2018 年度国家科学技术二等奖。成卫经典与临床功底扎实，有丰富的中医理论与历史研究经验。本书题目为《八步法解析〈金匮要略〉》，内容系在汉代医学知识域内如何应用该方法进行原文解读，以及如何在现代中西医结合知识域内应用该方法指导经方的临床应用，在应用体系中包含了史学基础，虽然只有 20 个方证，但已经能够展示《金匮要略》的医学教育与实际应用价值。

今爱徒撰著《八步法解析〈金匮要略〉》一书，并将书稿示余，余读之，该书为其讲稿改编，故言语通俗易懂，格式新颖，详分条辨，说理透彻，阐原文未发明之意，诸多观点，多心得之言，颇有新意，实为不可多得之佳作，吾深感欣慰。今爱徒成卫送来稿索序，余喜而许之，拨冗援笔，略记上语，权以为序。一则奖吾徒有此成果，又冀吾徒再接再厉，百尺竿头，更进一步，多出力作，以光仲景之学。

首届全国名中医、中医药高等学校教学名师
第五、第六批全国老中医药专家学术经验继承工作指导老师
北京中医药大学终身教授、博士生导师　　　　　王庆国
北京中医药大学原副校长

前言

　　八步法，全称为辨证论治八步法，系在认知科学与决策学原则指导下提出的中医临床决策思维新模式。该模式由八个步骤组成：第一步为"观其脉证"，即临床信息的收集与初步处理；第二步为"知犯何逆"，即对临床信息进行病因、病机、病势分析；第三步为"辨识未病"，即依据病势判断疾病传变、转归，依据病机判断可能的药物损伤以及间接治疗方向；第四步为"策略选择"，即依据前三步制定、选择相应的治法；第五步为"随证治之"，即在病因病机、治法分析基础上制定针对主症治疗的方案；第六步为"治病求本"，即在病因病机、治法分析基础上制定针对病机治疗的方案；第七步为"治疗未病"，即针对疾病传变、转归，可能的药物损伤以及间接治疗方向制定相应的治疗方案；第八步为"依法合方"，依据第四步选择的治法，整合协调第五至七步的治疗方案，完善药物剂量、煎服方法等内容。

　　八步法是由辨证论治拆分而来，也可以组合为不同的决策模式。

　　当下通行的《金匮要略》解读方法，系以"方证相应"为基础的"以方测证"。"有是证，用是方"；故用是方，必为是证。这个看似合理的论证，忽略了辨证论治"理法方药"中治法的相对独立性。治法属于论治学内容，以病机或证为基础，亦有相对独立性。其独立性，是医者处理疾病过程中主观能动性的体现，即"有是证，用是方"，也可以出于临床特殊需求，"有是证，亦不用是方"。或者说，典型情况下，方证可以相应、可以"以方测证"，而非典型情况下，方与证不相应、不可以"以方测证"。非典型情况多属于临床难处理问题，若滥用"以方测证"，有违原文本意，降低了该书临床实用价值，也不能达到临床技能训练的目的。

　　本书采用的八步法系将辨证论治拆分为八个步骤的临床决策过程。其中，第一、五步，第二、六步为临床信息收集、病机与主症的判定与处理；第三、七步，第四、八步为确立治则、治法、治未病等原则与具体实施。这个临床决策模式解决了通行体系过于偏重病机或证，而忽略主症、未病以及策略等必要环节的问题。尤其是将"论治"具体化为治则、治法、治略以及防范疾病传变、防范药物损伤、间接治疗等内容，解决了治法相对"独立"于病机后的二者关系与操作原则，确立了方与证的新关系。如此，原文解读不必依赖"以方测证"，原文分析符合真实临床思考过程，研习《金匮要略》真正能起到临床技能训练的作用。

　　也要说明，八步法以《金匮要略》为基础建立，不敢妄想完全揭示原著原义，其作用还是在临床实用上。为此，本书将每个方证分为原文与应用两个方面进行八步法分析。前者努力在原著情境下分析其决策过程，挖掘其中的隐性知识；后者则在现代中西医结合的知识域下分析其应用的拓展思路，构建经方应用的新思路。故而本书虽然只精讲了 20 个方证，内容却涉及广泛，必定存在诸多不足，还望广大读者予以指正。本书借鉴同道专家著作，得到师友、家人的支持和鼓励，在这里表达由衷感谢！

李成卫

2019 年 12 月

目　录

导读　《金匮要略》辨证论治八步法概述 …………………………… 001

瓜蒌桂枝汤证八步法分析 ………………………………………… 008

麻黄加术汤证八步法分析 ………………………………………… 016

桂枝附子汤证八步法分析 ………………………………………… 023

百合地黄汤证八步法分析 ………………………………………… 031

甘草泻心汤证八步法分析 ………………………………………… 038

桂枝芍药知母汤证八步法分析 …………………………………… 047

桂枝加龙骨牡蛎汤证八步法分析 ………………………………… 055

麦门冬汤证八步法分析 …………………………………………… 066

射干麻黄汤证八步法分析 ………………………………………… 074

瓜蒌薤白白酒汤证八步法分析 …………………………………… 081

厚朴七物汤证八步法分析 ………………………………………… 088

乌头桂枝汤证八步法分析 ………………………………………… 095

苓桂术甘汤证八步法分析 ………………………………………… 103

白虎加人参汤证八步法分析 ……………………………………… 111

越婢汤证八步法分析 ……………………………………………… 120

茵陈蒿汤证八步法分析 …………………………………………… 130

救逆汤证八步法分析 ……………………………………………… 139

薏苡附子败酱散证八步法分析 …………………………………… 148

半夏厚朴汤证八步法分析 ………………………………………… 155

温经汤证八步法分析 ……………………………………………… 162

参考文献 ……………………………………………………………… 174

扫一扫，听音频

导读 《金匮要略》辨证论治八步法概述

《金匮要略》，全称《金匮要略方论》，是我国东汉时期著名医学家张仲景所著《伤寒杂病论》的杂病部分，也是我国现存最早的一部论治杂病的专著。该书融理论与临床为一体，创理、法、方、药悉备，辨病与辨证相结合的杂病诊治体系，为后世临床学的发展奠定了坚实的基础，并产生了深远的影响。古今医家对此书推崇备至，誉为方书之祖、医方之经，奉为中医的四部经典著作之一。

辨证论治八步法，系笔者从《金匮要略》中提炼的临床决策模式。该模式将辨证论治的思维过程"一拆为二、二拆为四、四拆为八"，普适于中医学的各个学科。

一、辨证论治八步法的步骤拆分原则

辨证论治八步法，为八个步骤构成的中医临床决策模式。临床决策是对疾病判断与处理的认知过程，是一种高级的技能；也是在一定情境下做出的，针对多种不确定性问题，制定多个诊疗方案并进行选择的过程。为此，辨证论治八步法的步骤拆分，需要遵守认知科学与决策学的基本原则。

首先，临床信息的收集与处理为两个步骤，作为八步法的第一步与第二步。如《伤寒论》条16"观其脉证"，相当于临床信息的收集；"知犯何逆"为病因病机分析，即信息的处理。

其二，引入风险分析，将风险及其处理作为独立的步骤拆分出来，作为八步法的第三步与第七步，称为"辨识未病"与"治疗未病"。风险型决策指决策过程提出多个备选方案，每个备选方案多有几种不同的结果，其发生的概率可以预算。《金匮要略》中的临床决策属于经验决策，没有基于概率的计算，但内容涉及制定多个备选方案、每个备选方案多有几种不同的结果，是一种一般意义上的风险决策。如该书第一篇第一条"上工治未病者何也",对于肝病至少有三个备选方案,一是"唯治肝也",二是"先实脾",三是"四季脾旺不受邪,即勿补之";每个方案至少有有效、无效、加重三种。或者,简单地理解,治疗肝病(已病)时,要防范肝病传脾(未病)的风险,故当"先实脾"(先治未病)。

其三,引入决策分析,将决策过程多方案制定与选择拆分开,将"选择"过程单独列为一步,作为八步法的第四步,称为"策略选择"。由病因病机提出的治疗方案,由主症直接提出的治疗方案,以及由风险因素提出的治疗方案,三者可以一致,也会存在不协调或矛盾之处。策略选择这一步,协调三者关系,对三者进行取舍、先后、偏重的调整或选择,以确定最终治疗方案。《金匮要略》第一篇条 14 论述表里先后,是对先解表、先治里、表里同治三个方案的选择;条 15 论述卒痼先后,是对先治卒病、先治痼病、二者同时治疗等三个方案的选择。

最后,引入认知科学,将问题形成与处理拆分为两个步骤,即将疾病的主症、病机、未病、策略的判断与处理分别拆分为两个步骤,依次为八步法的第一与第五步,第二与第六步,第三与第七步,第四与第八步。第一步包括临床信息的收集与主症判定等初步处理,第五步则是针对主症设计的初步治疗方案;第二步为病因病机分析,第六步则是针对病因病机设计的治疗方案;第三步辨识风险,第七步处理风险;第四步选择治法,第八步整合前面几步,最后制定最终治疗方案。

我们用《伤寒论》条 16 "观其脉证,知犯何逆,随证治之",《内经》"治病求本",《金匮要略》"治未病"分别给这八个步骤命名,其依次为:第一步观其脉证,第二步知犯何逆,第三步辨识未病,第四步策略选择,第五步随证治之,第六步治病求本,第七步治疗未病,第八步依法合方。

二、八步法各步骤具体要点及其在《金匮要略》的特点

八步法各步骤均有具体操作要点,而受时代及个人熟练程度与习惯的影响,医者会形成自己的决策模式。《金匮要略》以汉代医学为基础,人体模式、理论内涵、治法治略以及决策思路与今不同。故该书八步法的每个步骤都有自己的特点。

1. 观其脉证

观其脉证即收集临床信息,并对临床信息做初步的处理。认知心理学认为,问题会以解决的方式提出。临床信息的叙述次序(提出问题的方式),包含了疾病诊治的思路(解决问题的方式)。如《金匮要略》原文按照全身状态、局部主症及风险提示来叙述临床信息,提示这三个问题是医者诊治疾病时考虑的核心问题。

2. 知犯何逆

知犯何逆即即病因、病机、病势分析。《金匮要略》以外因论为主，邪从外来，正虚而受。脏腑为里，经络为表，且表里为实体性的；脏腑经络中运行着元气，或更为具体些地讲是气、水、血。故该书病位有脏腑、经络，在里在表，在气分、水分、血分的不同，而病势也有脏腑相传，表里相传，以及气分、水分、血分相互传变的病机演变和病势发展方向。

3. 辨识未病

辨识未病即即由病势分析疾病的传变、药物的损伤等潜在的风险，以及可能的间接治疗方法。这部分内容是确定最后治法、治略的关键内容之一。《金匮要略·脏腑经络先后病脉证》条 1，"见肝之病，知肝传脾，当先实脾"，提示疾病有传变的风险；"肝之病，补用酸，助用焦苦，益用甘味之药调之"，提示肝病虚，可以用"隔二隔三"之法间接治疗；之所以采用间接补益的方法是因为"阴之所生，本在五味；阴之五官，伤在五味，是故味过于酸，肝气以津，脾气乃绝"，直接用酸补肝，有酸太过而反损伤肝脾的风险。这三种情况，均称为"未病"。

4. 策略选择

策略选择即根据主症、病机、未病制定治法和治略。治法是针对具体的主症、病机、未病确定的治疗方法；治略是根据这三者的相互关系做出的选择，包括取舍、先后、偏重等内容。《金匮要略》第一篇条 14 论述表里先后，条 15 论述卒痼先后；如果将条 16 "五脏病各有所得者愈"理解为"谷肉果菜，食养以尽之"，属于治疗后期的扶助正气，而条 17 "夫诸病在脏，欲攻之"理解为治疗早期的祛除邪气，那么，这两条可以理解为针对杂病虚实夹杂病机的先祛邪实、后补正虚的治疗策略。

5. 随证治之

随证治之即针对主症的治疗。针对主症的治疗，并不能完全包含在针对病机的治疗中。二者可能一致，也可能不一致。在实际的思考过程中，这一步骤多与第一步观其脉证同时进行，并隐含其中，原文少有论述。主症既是临床信息中的关键问题，也是分析病因、病机、病势的主要信息，更是决定最终治疗方案的关键因素之一。经方家整理的"药证"，对于分析《伤寒论》《金匮要略》原文主症的治疗有帮助。

6. 治病求本

治病求本系针对病因病机的治疗，受治法、治略制约，可以否定、修正第五步的对症治疗方案。以其修正、否定第五步的随证治之，现代中医学最重视这一步，甚至将其看作决定治疗方案的唯一因素，而否定主症与未病的作用。这是错误的，不能反映真实的辨证论治思维的过程。在最终的治疗方案中，主症、核心问题的处理，并未完全被针对病机的治疗替代；防治未病、间接治疗也会修正针对病因病机的治疗方案。最终的治疗方案，是针对病机治疗的，也是针对主症、未病的。

7. 治疗未病

治疗未病即预防疾病的传变、药物的损伤，以及可能的间接治疗等。这一步可以修正、否定前两步（第五步、第六步）的处理，是辨证论治过程中不可或缺的步骤。这一步在《金匮要略》中称为"治未病"，包括以预防、保健为核心内容的治未病理论，也包括防范治疗损伤和间接治疗等治疗学内容。

8. 依法合方

依法合方即依据治法，整合第五、六、七步的治疗方案，制定一个协调各步关系的最终的治疗方案。这一步是整个过程的最终目的。治疗方案包括药物或其他疗法，药物炮制剂量、煎服方法，以及服用禁忌等内容。

三、八步法的多种应用模式与八步法表

在实际的应用中，问题的提出与解决，信息传导与转化，使得八步法的八个步骤不是从第一步到第八步的线性分析过程，而是一个复杂的网络系统。每两个步骤之间都可以直接链接，这就构成了八步法在具体应用中的不同模式。其中，典型的模式有八步模式、四步模式、三步模式、两步模式及一步模式。

1. 八步模式

八步模式即八步法每个步骤均未合并、省略的模式，其应用过程从第一步，依次到第八步，做到"理法方药、一线贯穿"。这个模式全面、细致，适合初学者使用，也可用于《伤寒论》《金匮要略》等经典医籍的决策分析，起到临床技能学习、练习的作用。该模式实际用于临床，步骤相对复杂，适合解决临床疑难问题，分析治疗无效原因、寻求可能的解决方法。

2. 四步模式

四步模式即将第一、第五步，第二、第六步，第三、第七步，第四、第八步合并，由主症判定与处理、病机判定与处理、未病判定与处理、治法选择与实施所构成的四步决策模式。认知心理学认为，问题分析与处理往往同时进行。即这四个步骤，在判定的同时，也同步进行着对应的处理。例如，第一步观其脉证，收集临床信息的同时，也在对其进行初步的处理，如全身状态、主症或风险问题的分析与确定，以及主症的判定与处理方法等。为了分析方便，我们将第一步与第五步整合，即收集临床信息的过程中，也包含了主症的判定与处理。

进行第二步"知犯何逆"分析的同时，也在进行相应的问题处理，如针对

病因、病机如何治疗，其治法及典型方剂是什么。也就是说，第二步与第六步结合，是典型的"一线贯穿"式的理、法、方、药推导过程。如果忽略治法、治略的独立性，临床表现的"证"的结构与病机结构、治法结构、方剂结构大致对应，即"证 = 机 = 法 = 方"，这就是方证相应。这一步受治法、治略制约，可以否定、修正第五步的对症治疗。以其修正、否定第五步的随证治之，这一步最受现代中医学重视。

同样，与第三步"辨识未病"对应的是第七步"治疗未病"，包括预防疾病的传变、药物的损伤，以及可能的间接治疗方法等；与第四步"策略选择"对应的是第八步"依法合方"，即依据由策略确定的治法，整合第五、第六、第七步的治疗方案，制定一个协调各步关系的最终方案。

3. 三步模式

三步模式有多种模式。如保留四步模式的前两步（主症的判定与处理、病机的判定预处理），将最后两步（未病、治法的判定与处理）合并为一步，于是就构建了一个由病机、主症与其他等三个步骤构成的决策模式。再适当调整，将病机判定与处理作为第一步，具体包括全身状态、总体病机、体质等内容，为疾病病因、发病、核心问题出现的情景；将主症判定与处理作为第二步，主症可以是患者的主诉、疾病诊断的关键症状或体征，也可以是决策中的核心或疑难问题，而对症治疗也包括对主症的病机、治法分析，只是这一步更关注局部主症与关键问题的处理；未病判定与处理、治法选择与实施等其他问题作为第三步。该模式第一步偏重于全身状态分析，第二步偏重于局部问题分析，第三步则以协调二者的关系为核心内容，整个分析过程简单、快捷、周备，适合分析全身与局部病机性质相互矛盾的疑难病症，为《伤寒论》《金匮要略》的基础叙述模式。

例如：

《伤寒论》条31："太阳病，项背强几几，无汗，恶风者，葛根汤主之。"

第一步：全身状态为太阳病、无汗、恶风，为风寒袭表，营卫郁遏，这是典型的太阳伤寒表实的麻黄汤证。

第二步：主症为项背强几几，为邪气阻闭、筋脉失于津液濡养导致，可以用"起阴气而生津液，滋筋脉而舒其牵引"的葛根来治疗。由全身状态、局部主症推论，处方应该是麻黄汤加葛根，并非葛根汤。葛根汤为桂枝汤加麻黄、葛根。此说明：只用"抓主症、辨病机"，处方结果与原著不符。

第三步：协调前二者关系，预防疾病传变的风险、药物的损伤。第一步提示可以选择麻黄汤，而第二步主症"项背强几几"提示可选加葛根的同时，也提示津液不足，麻黄汤发汗、损伤津液的风险偏大。在这种情况下，《伤寒论》《金匮要略》常用策略是将麻黄汤换为发汗作用相对柔和的桂枝汤。如陈修园分析本条不用麻黄汤的原因是"恶其太峻"。又考虑"无汗，恶风"，桂枝加葛根汤的发汗作用相对不足，故再加回麻黄。如此，经过协调前两步的关系，最后的处方是桂枝汤加葛根、麻黄，即葛根汤。

其他三步模式，如"抓主症、辨病机、方证相应"，为经方家典型的决策模式，特点为将治未病与策略选择合并到治法中，又以方剂结构指代治法，将方剂结构与病机结构、症状结构对应（即方证相应）。

4. 两步模式

两步模式也有多种模式。如将四步模式中的前两步合并为辨证，后两步合并为论治，为现代中医学通行的决策模式。

其他两步模式，如当代经方家黄煌教授提出辨体质、主症的模式，以经方体质概括全身病机，以药证来整合针对主症的分析与处理，是一个非常有创新性的决策模式。

5. 一步模式

一步模式主要是方证相应，即用"证"来合并八步法第一、第二步，用"方"来合并第三至第八步，整个决策过程即"有是证、用是方"的一步模式。

总体来说，辨证论治八步法整个思考的过程，既是临床决策过程，也是问题发现与解决的过程。其中，信息传导是多向的、网状的，既可以从第一步到第八步逐步完成，也可以跳跃、反向、合并或并行、多向。医者的学术流派、技能的熟练程度和偏向，决定具体的分析过程和习惯选择的决策模式。一般而言，初学者，技能掌握不熟练，分析步骤多，更容易犯错误；熟练掌握者，步骤合并，分析步骤会随着熟练程度的提高而减少，最终达到"方证相应"、一步到位的程度。这里有必要说明，"方证相应"是辨证论治决策步骤合并以后的"高级"应用模式，并非辨证论治的基本的、共性的原则。

为展示八步法的思维过程，以及八步模式与其他模式的关系，我们设计了八步法表。表中各步，上下、左右合并，能组合出不同的决策模式。具体如表1。

表1　八步法表

观其脉证	知犯何逆	辨识未病	策略选择
随证治之	治病求本	治疗未病	依法合方

四、八步法意义

1. 揭示《金匮要略》原著原本诊治思路

八步法的步骤拆分符合决策学、认知心理学基本原理，能够结合《金匮要略》原著决策思维特点，可以挖掘该书隐含的知识，展示仲景临床决策的思维过程，可大大推动仲景学说的研究。

2. 发展辨证论治体系，协调各具体模式之间的关系

八步法整合了病因病机、体质、主症、未病（风险与间接治疗）以及策略选择等中医临床思维要点，并从医者技能提升的角度分析了八步法的各简化模式之间的关系。

3. 解决、提供疑难病症的治疗思路

八步法可以供初学者模拟训练，建立、提高中医临床决策体系，并随熟练程度的提高而简化；也可以为临床工作者解决疑难病症提供解决问题的思路。

初生之物，其形必丑。本书采用辨证论治八步法分析《金匮要略》20个方剂的原文与现代临床应用，是一个采用新方法解读经典的尝试，也是采用这个创新的决策模式探讨经方临床拓展应用的尝试。同时，本书涉及广泛，必定存在诸多不足，还望广大读者予以指正。

一、痉病瓜蒌桂枝汤原文八步法分析（表2）

瓜蒌桂枝汤见《金匮要略·痉湿暍病脉证》第二篇痉病第11条，讲的是痉病，太阳病脉沉迟、无汗，也用桂枝汤化裁治疗的非典型情况。

【原文】太阳病，其证备，身体强，几几然，脉反沉迟，此为痉，栝楼桂枝汤主之。

栝楼根二两　桂枝（去皮）三两　芍药三两　生姜（切）三两　大枣（擘）十二枚　甘草（炙）二两。

上六味，以水九升，煮取三升，分温三服，取微汗。汗不出，食顷，啜热粥发之。（《金匮要略·痉湿暍病脉证》11条）

第一步，观其脉证。

这条依照叙述次序有三组脉证：第一组是全身症状，"太阳病，其证备"；第二组是痉病主症，"身体强，几几然"；第三组是未病提示，"脉反沉迟，此为痉"。

第一组，全身症状"太阳病，其证备"，指太阳病提纲证，头项强痛，恶寒等已经具备，而其典型脉象（浮脉），并不具备，所以后面"脉沉迟"加了一个"反"字。而且原文没有说是中风还是伤寒，也没说有汗还是无汗。这是理解该条的关键。不可以因为用了桂枝汤，就以随意"以方测证"，认为是太阳中风有汗证。

第二组，痉病主症"身体强，几几然"，指全身筋脉强直。"几几然"中的"然"指某种样貌，指身体强直、但不严重的意思。

第三组脉证，"脉反沉迟，此为痉"是未病提示。

第二步，知犯何逆。

本条的病机包括外感风寒、郁闭肌表和筋脉失于津液濡养两个要点。"伤寒一日，太阳受之"，那么"太阳病，其证备"也就表明本条病因为外感风寒湿，病机为邪气束缚肌表导致营卫郁遏。"诸颈项强，皆属于湿"，"身体强，几几然"的病机，有风寒湿邪气阻闭肌表的一面，也有湿郁化燥，或素体津液不足，导致全身的筋脉失于津液濡养的一面。

"脉反沉迟"，提示正气不足，发汗要谨慎。"脉反沉迟"不是里阳虚引起的沉迟无力，而是由尤怡所说的"津液少而营卫之行不利"引起，是津液不足的表现。

虽然不能确定本条为伤寒还是中风，但这一条为太阳表证兼见筋脉失于津液濡养引起。即尤怡概括的"风淫于外，津亏于内"。

第三步，辨识未病。

原文"脉反沉迟"，提示正气不足，发汗要谨慎，防止大汗、伤津而加重病情。同时也要注意，本条病在表，有化热入里的传变趋势；营卫、津液生于中焦，调治中焦可以间接解表、舒筋。

第四步，策略选择。

本条病在表当发汗，津亏当生津液，又要防其化热入里。三者权衡，当以发汗解表为主，兼以生津液、舒筋脉，注意不可发汗太过。

第五步，随证治之。

本条的主症是"身体强，几几然"，由邪气阻闭和津液亏虚引起。"身体强，几几然"是全身筋脉失于津液濡养，比局部筋脉失于津液濡养形成的"脚挛急"（芍药甘草汤证）、"项背强几几"（葛根证）病情要严重，而比后面大承气汤证的角弓反张要轻一些。

桂枝汤解肌祛风，疏通邪气闭阻，对"身体强，几几然"起到主要治疗作用。但这个作用在八步法里的第六步治病求本中分析，所以，我们把这一条的"身体强，几几然"称为天花粉、栝楼根证。栝楼根，即天花粉，甘寒润燥，味苦清热，具有清热生津，养筋润燥，舒缓筋脉之效。

第六步，治病求本。

本条为风寒湿阻闭肌表引起的太阳病，麻黄汤、桂枝汤都有应用的机会。

第七步，治疗未病。

这一条要防范邪气化热入里，更要防范发汗太过。本篇第 4 条云"太阳病，发汗太多因致痉"，更何况本条已经形成痉病。这种情况下，应用麻黄汤发汗，就要小心了。

由于麻黄汤发汗作用峻猛，容易导致大汗而损伤气阴，故《伤寒论》应用麻黄汤发汗解表时非常谨慎。比如，桂枝汤治疗太阳中风，服一次药后表不解，可以继续服用桂枝汤。而治疗太阳伤寒服用麻黄汤，一服汗后表不解，不继续服用麻黄汤，而是改服桂枝汤。又如，太阳病误治后正气损伤，太阳病脉浮弱，无论有汗无汗，均用桂枝汤治疗。陈修园明确指出这种情况下不用麻黄汤的原因是："恶其太峻"。

本条未病提示"脉反沉迟"，提示即使是无汗，麻黄汤也不适合在本条使用。《伤寒论》50 条"脉浮紧者，法当身疼痛，宜以汗解之。假令尺中迟者，不可发汗。何以知然？以荣气不足，血少故也。"脉浮紧，发汗应当用麻黄汤；尺中迟，不可发汗，即不可用麻黄汤的意思。本条"脉反沉迟"属于条 50 所讲的麻黄汤的"尺中迟"禁忌证。贸然使用，导致发汗太过、伤阳伤阴、病反不解而加重的风险太大。依照仲景选方规律，即使本条无汗、按照一般规律应该应用麻黄汤，也要改用桂枝汤。

第八步，依法合方。

第一、五步确定"身体强，几几然"为天花粉（栝楼根）症，用栝楼根甘寒润燥，生津养筋。第二、六步确定本条病机风寒湿郁闭肌表，为麻黄汤或者桂枝汤证；第三、七步治未病，否定了麻黄汤，无论有汗无汗，本条都用桂枝汤。故第八步，依照治法，用桂枝汤温通经脉，调和营卫，解肌祛邪，与栝楼根二者相配，共奏滋内解外，缓急止痉之功。由于本条主症是"身体强，几几然"，故将栝楼根置于方名前，称为瓜蒌桂枝汤。

以上是我们用八步法分析第 11 条的诊治思路。有了这个基础，我们重读原文，就会发现原文的叙述次序刚好是全身病机、主症、未病、最后决策的过程。"太阳病，其证备"是全身病机，提示治疗上麻黄汤、桂枝汤两种主要的可能；"身体强，几几然"是主症，提示治疗已经从芍药甘草证、葛根证发展到栝楼根证；"脉反沉迟，此为痉"是提示风险，津液不足，用麻黄汤发汗的风险很大，所以要放弃麻黄汤，改用发汗力量柔和的桂枝汤来治疗；最后一步，"栝楼桂枝汤主之"整合了前三个步骤，给出发汗为主导、兼以生津舒筋的方剂。

表 2　痉病瓜蒌桂枝汤原文八步法分析表

观其脉证	知犯何逆	辨识未病	策略选择
1. 全身：太阳病，其证备 2. 主症：身体强，几几然 3. 未病：脉反沉迟，此为痉	1. 全身病机：外感风寒，营卫郁闭 2. 主症病机：津液亏虚，筋脉失于濡养 3. 未病病机：正气不足，过汗则伤	未病：脉反沉迟，此为痉 1. 病传：化热入里 2. 药损：麻黄汤峻汗损伤 3. 间治：调补脾胃，补充营卫以解表	表证，应当发汗为主 1. 生津舒筋 2. 不可过汗
随证治之	**治病求本**	**治疗未病**	**依法合方**
主症"身体强，几几然"为津液亏虚，筋脉失于濡养，为栝楼根证 栝楼根甘寒，可养阴、生津、舒筋	全身病机为外感风寒，营卫郁闭，有两种可能： 1. 有汗、表虚为桂枝汤证 2. 无汗、表实为麻黄汤证	1. 防病传：甘草、大枣、芍药、桂枝补中气，防止外邪入里 2. 防药损："脉反沉迟"为麻黄汤禁忌证，即：无汗亦不可以用麻黄汤发汗，宜用桂枝汤替代 3. 间治法：桂枝汤调补脾胃，补充营卫以解表	瓜蒌桂枝汤 ＝桂枝汤＋栝楼根 或者 ＝桂枝汤易麻黄汤＋栝楼根

二、瓜蒌桂枝汤临床应用八步法分析（表3）

瓜蒌桂枝汤功能调和营卫，清热生津。该方由栝楼根二两、桂枝三两（去皮）、芍药三两、甘草二两（炙）、生姜三两（切）、大枣十二枚（擘）组成，主治津液不足，外感风邪化燥而成的痉病。其中，桂枝汤调营卫以达邪，加栝楼根凉润滋津液以养筋。本方证是以津液不足，外感风邪化燥而成痉为主要病机的病证。

简单的概括，瓜蒌桂枝汤证是形寒的桂枝体质见栝楼根证。这是该方临床应用的关键。如多种肢体肌肉筋脉的痉挛，如颈椎病，如卒中后肢体痉挛、脊髓损伤术后肢体痉挛、下肢静脉曲张后肢体痉挛性瘫痪用本方柔筋缓脉，效果良好；加黄芪、当归、葛根、川芎、鸡血藤治疗产后筋脉挛急。《方极》载本方"治桂枝汤证而渴者"。口渴即栝楼根证。除了痉和渴，栝楼根（天花粉）还可以主治咳嗽和疮痈。故而，桂枝形寒体质见痉、渴、咳、痛主症，都有应用本方的机会。

（一）瓜蒌桂枝汤治疗痉病的现代应用

痉病，以项背强急，四肢抽搐，甚至口噤，角弓反张为主要表现的疾病。临床上常以筋肉拘急挛缩为特征，可表现为卒然口噤、四肢抽搐、角弓反张，亦可仅表现为某些或某个脏腑、经络的拘挛、强急。现代医学的锥体外系疾病、高肌张力综合征和引起脑膜刺激征的有关疾病，符合本方证病机与临床特征者，有使用本方的机会。

首先是痉病瓜蒌桂枝汤证临床表现特点。该证为风寒湿邪导致，典型证为太阳中风、营卫不调、有汗的柔痉，非典型证为太阳病营卫郁遏、无汗而正气不足的痉病。《金匮》第11条就是该方的非典型应用。为此，外感痉病瓜蒌桂枝汤证的全身状态或体质判定非常重要。平素畏寒肢冷、易惊悸、汗出、寐差，发病后除痉病的表现外，见恶寒、发热、汗出、脉浮缓，或无汗而脉沉迟，这些是桂枝体质见桂枝证的典型表现。葛根主"项背强几几""口噤"，属于局部筋脉强急，而栝楼根主治"身体强"，筋脉强急的范围大、程度重。而《医宗金鉴·杂病心法要诀》亦用桂枝加葛根汤治疗柔痉，如"刚痉葛根汤发汗，柔痉桂枝加葛良，苦兼杂因小续命，过汗桂枝加附汤"。

其次，是痉病瓜蒌桂枝汤证的病机特点。后世医家对痉病的病因病机的认识强调邪实与正虚两个方向，而瓜蒌桂枝汤证的病机有邪气闭阻肌表和津液不足两个方面。其基础体质状态为阴阳两虚而偏阳气虚损，外感风寒后又以太阳中风表虚证为典型。汪机《医学原理》曰："盖筋脉无血荣养，则强直不能运动，痉病之证是也。但因有数者不同。是以有气虚不能引导津血以养筋脉而致者，有津血不足无以荣养筋脉而致者，有因痰火塞窒经隧以致津血不荣者，有因真元本虚、六淫之邪乘袭致血不荣养者。虽有数因不同，其于津血有亏，无以滋荣经脉则一"。

再次，痉病瓜蒌桂枝汤证的治未病特点。积极治疗，养胃气、护津液以防范疾病传变；不可以过汗伤津，也不可以过于甘寒清降而影响发汗；扶正祛邪、调中以发汗。

最后是策略选择。本方证为表证，故以发汗为大法，养阴生津为辅助治法。

（二）瓜蒌桂枝汤证的主症拓展

栝楼根，现称天花粉，甘，微苦微寒，归肺胃经，可清热泻火、生津止渴、消肿排脓，有口渴消渴、肺热燥咳、痈肿疮疡以及痉病四个主症。这些主症都可以作为局部的主症，见于全身的桂枝汤证状态，即可应用本方。如天花粉、栝楼根治口渴，《方极》："栝楼桂枝汤治桂枝汤证而渴者。"

1. 从痉病到多种肢体痉挛的拓展

如卒中后肢体痉挛、脊髓损伤术后肢体痉挛、下肢静脉曲张后肢体痉挛性瘫痪用本方柔筋缓脉，效果良好；加黄芪、当归、葛根、川芎、鸡血藤治疗产后筋脉挛急。小儿某些热病后抽搐症。对小儿素体不足，脾胃素虚，失于调治，化源不足，筋脉失养而见抽搐者，本方也能奏效。

2. 口渴、消渴

本方加沙参、莪术、丹参、核桃仁治疗萎缩性胃炎；加黄芪、黄连、麦冬、威灵仙治疗糖尿病并发神经炎。

3. 咳嗽、疮痈

《叶氏医案未刻本》记载"栝楼桂枝汤加杏仁，治形寒咳嗽"。形寒，可以理解为桂枝汤的阳气不足的体质状态，故而，形寒而渴、形寒而咳、形寒而见痈肿疮疡、形寒而见痉病，即在形寒桂枝汤证的全身状态下，见任何天花粉（栝楼根）的主症，均可应用瓜蒌桂枝汤治疗。这是瓜蒌桂枝汤在栝楼根证上第一层拓展，由痉病的身体强几几然，拓展到渴、咳、痈等其他栝楼根证。

栝楼根证的渴、咳、痈、痉四个主症轻重缓急的变化，有需要加用或改用其他药物的情况。许叔微云："吾读仲景书，师其法而不泥其方。"只要处方的总体思路是瓜蒌桂枝汤，主症轻重缓急发生变化时，可以加用相应药物辅助栝楼根，或者去掉栝楼根，换成其他药物来治疗。比如，形寒而见口渴轻证时，可以不用天花粉（栝楼根），改用百合、北沙参，这是《金匮要略》百合病的治法；热病口渴重症，可以合白虎加人参汤，当然这是疾病性质发生变化的治法。再如形寒而见肺热咳嗽严重，天花粉的润燥化痰力量不足够时，可以合用麦门冬汤。麦门冬汤中用大量麦冬配小量半夏，治疗虚热燥咳作用更大。形寒的桂枝证兼见痈肿疮疡较重时，可以酌情合入仙方活命饮。形寒而见筋脉肌肉强直挛急较重时，可以加大解痉力量，酌加天麻、钩藤、僵蚕、地龙以及全蝎、蜈蚣等。需要注意的是，加用的药物作用较强时，应考虑形寒的桂枝汤状态是否能承受。如果不能承受，则不可以应用，这是必要的风险防范。

（三）瓜蒌桂枝汤证的病机拓展

该方证的病机拓展主要在桂枝汤体质的不同病机形态上。其一是桂枝汤体质的特点。桂枝汤证的形寒体质特点是从桂枝汤的典型应用——太阳中风证观察、推导总结出来的。太阳中风的典型症状表现为外感风寒、营卫不调引起的发热、恶寒、汗出、脉浮缓等。这个证又称为表虚证，是因为患者素体卫气不足，平素有轻微的阳虚性的畏寒肢冷，体型偏瘦，皮肤偏白，动辄心悸、汗出。这种体质可以用叶天士的话称为"形寒"。

这种形寒的桂枝体质的人，在外感风寒，邪气阻闭在肌表，需要卫气聚集到体表对抗风寒邪气时，就会表现出卫气、阳气不足，典型的表现是在有邪气阻闭，见发热、恶风寒的前提下，又出现卫气不固、营阴不守的汗出。桂枝汤中桂枝、生姜、大枣、甘草辛甘化阳；芍药、大枣、甘草酸甘化阴。对于太阳中风表虚证，桂枝汤既可辛温发散在表的风寒邪气，又可以温卫阳、敛营阴而止汗。而对于桂枝体质的平素状态，即没有外感风寒、营卫不调的时候，桂枝汤同样有温通血脉、外调营卫、内和阴阳的作用。这就是为什么形寒的桂枝汤体质的人，见了渴、咳、痛、痉等栝楼根证，不用必须见到太阳中风有汗的表虚证，也可以用瓜蒌桂枝汤的原因。

其二是桂枝汤证的全身症状。也就是桂枝体质在患病时常见的主症。桂枝汤证的临床表现广泛但不复杂，只要抓住其典型应用，太阳中风表虚证，就可以根据仲景的人体模式，一步一步拓展出来。桂枝汤证的一级主症是太阳中风各症，如发热、恶寒、汗出等都可以在其他病症中作为主症而应用桂枝汤治疗的可能。二级主症是体表病症，如身体四肢关节的疼痛、麻木、不遂，鼻炎，便秘，腹泻，小便不利，以及斑疹、瘙痒等皮肤病症等。三级主症是脏腑内证、里证，心阳虚的心悸、不寐，脾胃阳虚的腹中冷痛，肝肾阳虚的少腹冷痛等。这些病症，如果出现在形寒的桂枝汤体质，又见有天花粉（栝楼根）证的渴、咳、痛和痉，都可以用瓜蒌桂枝汤治疗。

如有报道用瓜蒌桂枝汤加黄芪、黄连、麦冬、威灵仙等治疗糖尿病并发神经炎，显然，糖尿病是天花粉证，而神经根炎的肢体麻木疼痛是桂枝证。有报道用瓜蒌桂枝汤加沙参、莪术、丹参等治疗萎缩性胃炎，即是取天花粉（栝楼根）养阴生津，用以治疗腺体萎缩，桂枝温中、补中气、降逆气而调补脾胃的作用。

其三是桂枝汤证的变异状态。如在痉病状态下，应用栝楼根治疗主症时，全身状态可发生变异。主要的记载有栝楼根小柴胡汤、天花粉银翘散两个。《橘窗书影》中曰："一妇人年四十……后时时发血热，肩背强急，发齿痛，与小柴胡汤加地黄、栝楼根而痉愈。余于小柴胡汤加栝楼根者，非去半夏加栝楼根之意也，是本瓜蒌桂枝汤之意也。凡热者之宗筋，为之干燥强急，故以清热剂加瓜蒌、地黄滋润之品时，奏效颇速。《千金》独活汤之地黄亦此意也。"《医方发挥》论述急惊风与慢惊风时讲道："多年来，凡遇到小儿初感发热抽风，表现为'急惊风'者，即投以银翘散重加花粉，大都获效，而且其效甚速，有时令人惊奇。但若病程较长，反复不愈者，再用银翘散加花粉治疗，往往无效，需用瓜蒌桂枝汤扶阳养阴方能治愈。"

（四）瓜蒌桂枝汤的治未病特点

其特点主要是防范药物损伤。栝楼根甘寒滋润，于脾胃虚寒者易导致腹泻，方中桂枝、甘草辛甘化阳，消除此弊，也可以加生牡蛎反佐，有百合病治口渴的瓜蒌牡蛎散的意思。桂枝温通血脉，易动血脉，导致出血量加大，对于虚寒的出血证应用时要注意，可以用乌药替换。

（五）瓜蒌桂枝汤的治法与治略特点

《金匮要略》原文而言，本方针对其"风淫于外，津亏于内"的病机，可以解外、滋内而偏向于解外。

以上是从主症、全身状态、风险防范与治法治略特点四个方面，也就是八步法的前四步分析了瓜蒌桂枝汤临床拓展的思路。其基本处方思路为：桂枝体质见桂枝汤证兼见天花粉证，就用瓜蒌桂枝汤治疗。

表3　瓜蒌桂枝汤临床应用八步法分析表

观其脉证	知犯何逆	辨识未病	策略选择
1. 全身："形寒"，形瘦肤白，动辄汗悸；或发热，恶寒，汗出或无汗而脉沉弱；或体表病症，如身体四肢关节的疼痛、麻木，鼻炎、便秘、腹泻、小便不利以及斑疹、瘙痒等；或脏腑病症，心悸、不寐、腹中冷痛、少腹冷痛等 2. 主症：渴、咳、痛、痉 3. 未病：脉反沉迟无力	1. 全身病机：外感风寒，营卫不调，或营卫郁遏而正气不足；心、脾、肝、肾阳气虚而郁 2. 主症病机：津液亏虚兼热 3. 未病病机：正气不足。过汗则伤，过于疏泄亦损伤	未病：脉反沉迟，此为痉 1. 病传：化热入里 2. 药损：麻黄汤峻汗损伤 3. 间治：调补脾胃，补充营卫以解表	阳虚郁闭，宜温通阳气；津液不足，宜养阴生津。二者以温通阳气为主
随证治之	**治病求本**	**治疗未病**	**依法合方**
主症为栝楼根证 1. 口渴轻证，百合、北沙参；重证，白虎加人参汤 2. 肺热严重，麦门冬汤 3. 痈肿疮疡较重，仙方活命饮 4. 筋肉挛急较重，加天麻、钩藤、僵蚕、地龙等	桂枝汤 1. 调和营卫，解肌疏风 2. 温通经脉 3. 温通心阳、中阳及肝肾阳气 变方：小柴胡汤、银翘散	1. 防病传：甘草、大枣、芍药、桂枝补中气，防止外邪入里 2. 防药损：①天花粉致腹泻，反佐牡蛎；②桂枝动血脉，换乌药 3. 间治法：桂枝汤调补脾胃、生营卫以解表	瓜蒌桂枝汤 =桂枝汤+栝楼根，或者 =桂枝汤易麻黄汤+栝楼根 =桂枝体质+栝楼根

一、湿病麻黄加术汤原文八步法分析（表4）

麻黄加术汤见《金匮要略·痉湿暍病脉证第二》第20条，"湿家身烦疼"，没讲有汗还是无汗，甚至有但头汗出，也用麻黄汤化裁治疗的非典型应用。

【原文】湿家身烦疼，可与麻黄加术汤发其汗为宜，慎不可以火攻之。（《金匮要略·痉湿暍病脉证第二》·20）

麻黄三两（去节）　桂枝二两（去皮）　甘草一两（炙）　杏仁七十个（去皮尖）　白术四两

上五味，以水九升，先煮麻黄，减二升，去上沫，内诸药，煮取二升半，去滓，温服八合，覆取微似汗。

第一步，观其脉证。

这条"湿家"为全身症状，"身烦疼"为主症，"慎不可以火攻之"是未病提示。

结合该篇原文第15、16、17、19条，可以确定"湿家"的脉证特点。第15条"湿家之为病，一身尽疼，发热，身色如熏黄也"，这是湿家典型的表现，有一身尽疼，发热，身色暗黄。第16条"湿家，其人但头汗出，背强，欲得被覆向火"，增加了"但头汗出，背强，欲得被覆向火"。"欲得被覆向火"是严重恶寒的意思。第17条"湿家下之，额上汗出，微喘，小便利者死，若下利不止者亦死"，讲的是湿家误下可以致死。第19条"湿家病，身疼发热，面黄而喘，头痛，鼻塞而烦，其脉大，自能饮食，腹中和无病，病在头中寒湿，故鼻塞，内药鼻中则愈"，增加了面黄而喘，头痛，鼻塞而烦。总的来说，湿家的临床表现有发热，严重恶寒，但头汗出，身疼背强，身面暗黄，头痛，鼻塞而烦、喘。除去"但头汗出"，湿家这一组临床表现是典型的麻黄汤证。

第二步，知犯何逆。

"湿家"为麻黄体质外感风寒后所见的麻黄汤证。"但头汗出"是强调汗出之少、可以忽略，则"湿家"即麻黄汤证。其病机为外感风寒湿、营卫郁遏。

主症"身烦疼"，或"一身尽疼"，或"身疼"，也是由外感风寒湿、营卫郁遏引起，属于初发轻证，湿气侵袭尚浅，只在皮肤肌肉，尚未流入关节。"烦疼"的"烦"，赵以德认为"由热也"，由营卫郁遏、阳气在体表局部郁而化热导致。结合"但头汗出"，这个病机可以成立。即外感风寒湿、营卫郁遏基础上，局部的阳郁化热，可以见到疼而烦、但头汗出。

第三步，辨识未病。

风险防范，这里主要是防止发汗太过。其中的原因有两个，一个是祛除湿邪的需要。湿邪是黏腻的邪气，发汗要发微汗，使营卫缓缓蒸腾，湿邪慢慢解除。湿病 18 条讲得很清楚。"风湿相搏，一身尽疼痛，法当汗出而解，值天阴雨不止，医云此可发汗，汗之病不愈者，何也？盖发其汗，汗大出者，但风气去，湿气在，是故不愈也。若治风湿者，发其汗，但微微似欲出汗者，风湿俱去也。"

另一个原因是阳气局部化热。赵以德讲得很清楚："大法，表实成热，则可发汗。无热是阳气尚微，汗之恐虚其表。今是症虽不云发热，而烦已生。烦由热也。所以服药不敢大发其汗，且湿亦非暴汗可散。"

总之，这一条治未病主要防范发汗太过。而此条的治疗策略，微汗法也由此确立。原文"慎不可以火攻之"，即提示不可用火攻发汗，否则容易导致大汗淋漓，风去湿存，徒伤津液，病必不除，且火热内攻，与湿相合，可引发黄疸或衄血等病变。

第四步，策略选择。

微汗法。邪在表，应当发汗；湿性黏腻，不可发大汗。

局部的阳郁化热需不需要清热？营卫郁遏、阳郁化热见烦躁的重症，必须兼以清热，如大青龙汤证；化热不严重，可不清热，发散郁遏，即可使郁散热清。

第五步，随证治之。

风寒湿邪气侵袭肌表，引起的身烦疼，可以是麻黄证，也可以是白术证。麻黄证主要有黄肿、咳喘、无汗而疼痛，在这一条的湿家身上几乎完全具备。故此条主症"身烦痛",可以用麻黄发散风寒、止痛。又《神农本草经》载术:"治风寒湿痹、死肌……"即术也可以治疗风寒湿痹,治疗身烦痛,只是力量没有麻黄大,所以这里的身烦疼也是白术证。

第六步,治病求本。

本条病机为外感风寒湿、营卫郁遏,兼有轻度的局部阳郁化热。如果把轻度的阳郁化热所致的疼而烦,以发散郁结处理,不必清热,而"但头汗出",在程度上是强调汗出之少,可以忽略,等同于无汗,那么,此条可以麻黄汤发汗解表,除湿止痛。

作为全身症状,"湿家"长期、反复出现,已经构成一个相对稳定的体质状态,经方家称之为"麻黄体质",而这一群症状就是麻黄体质见了麻黄汤证。

术可以祛湿,与麻黄相合,即喻昌所说:术得麻黄,并可以行表里之湿。

第七步,治疗未病。

防止发汗太过,一是可以选择发汗作用相对柔和的药物,二是反佐止汗的药物。本条麻黄体质见麻黄证,应该用麻黄汤治疗。故选第二个策略,选择止汗药物来反佐麻黄。术,在仲景时代不分白术、苍术。《本经》载术:"治风寒湿痹、死肌、疼、疸。止汗,除热,消食。"可知术既可以针对主症止身烦疼,也可以针对病机风寒湿而祛湿,最重要的作用是反佐麻黄的止汗作用,一发一止而达到微汗的效果。

第八步,依法合方。

第五步随证治之,将身烦疼确定为麻黄证,可以用麻黄治疗;第六步治病求本,将湿家确定为麻黄体质见了麻黄汤证,确定了麻黄汤为基本方剂;第七步治疗未病,确定术止汗,可以反佐麻黄,防其发汗太过。最后一步,依法合方,就是依照微汗的治法,将麻黄汤中加入祛湿、止痛而止汗的白术,组成散寒除湿、微发汗的麻黄加术汤。

需要注意的是,瓜蒌桂枝汤发微汗,将麻黄汤更换为桂枝汤,此条发微汗是给麻黄反佐了止汗的白术。二者的区别,在全身状态和体质的虚实上。瓜蒌桂枝汤证体质虚弱,故将麻黄汤改为桂枝汤,防其发汗太过;此条体质强壮、正气充足,耐受麻黄汤的峻汗攻伐,而且邪气重又需要用麻黄汤,故而选择用麻黄汤,再反佐的策略,即使有"但头汗出",也没有用桂枝汤。

表 4　湿病麻黄加术汤原文八步法分析表

观其脉证	知犯何逆	辨识未病	策略选择
1. 全身：湿家 2. 主症：身烦疼 3. 未病：慎不可以火攻之	1. 全身病机：寒湿在表（忽略但头汗出） 2. 主症病机：郁闭化热 3. 未病病机：汗大出，但风气去、湿气在	未病：慎不可以火攻之 1. 病传：化热入里 2. 药损：汗大出，但风气去、湿气在，是故不愈也 3. 间治：补中气、和中气以发汗	寒湿在表，宜发汗解表，散寒除湿
随证治之	治病求本	治疗未病	依法合方
主症"身烦疼"为麻黄证； 麻黄发汗解表	寒湿在表宜用麻黄汤发汗解表，散寒除湿	1. 防病传：甘草、桂枝补中气，防止外邪入里 2. 防药损：白术反佐麻黄 3. 间治法：桂枝、甘草调补脾胃，补充营卫以解表	可与麻黄加术汤发其汗为宜 ＝麻黄汤＋白术反佐

二、麻黄加术汤临床应用八步法分析（表5）

麻黄加术汤功能发汗解表，散寒除湿。该方由麻黄三两（去节）、桂枝二两（去皮）、甘草一两（炙）、杏仁七十个（去皮尖）、白术四两组成，主治寒湿在表，经脉闭阻而成的湿病。表证当从汗解，而湿邪又不宜过汗，故用麻黄汤加白术，微发其汗。其中，麻黄得白术，虽发汗而不致过汗；白术得麻黄，能行表里之湿。麻黄、桂枝同用，温散之力不弱；桂枝、白术同用，有通阳除湿之效。诸药合用，发汗散寒，解表逐湿。临床报道本方可用于治疗急性肾炎、肺炎、荨麻疹、类风湿性关节炎等疾病。

（一）麻黄加术汤治疗风湿、类风湿关节炎的现代应用

原著"湿家身烦疼"类似于类风湿关节炎、风湿性肌炎等风湿性疾病。其病机为寒湿犯表。风寒湿痹初起，无汗用麻黄加术汤，有汗用桂枝加术汤，介于有汗、无汗之间用蠲痹汤；寒湿痹重症用乌头汤；久郁化热，成风湿热痹则用麻杏苡甘汤或茵陈四逆散。

可以理解为蠲痹汤证的邪气比桂枝加术汤重、比麻黄加术汤轻，故蠲痹汤中用羌活、防风替代桂枝，用黄芪替代白术，用姜黄、当归加强芍药活血作用。作为加减法，蠲痹汤可以合入麻黄加术汤，其要点为"风胜防风湿淫己，黄芩热

淫附子寒"，即偏于风，加防风；偏于湿，加防己、苍术、薏苡仁；兼发热，加银花、连翘、黄芩；偏于寒，根据程度分级加附子、川乌、草乌。延续这个思路，寒湿重症，可以用乌头汤。乌头汤出《金匮要略》历节病，"历节不可屈伸，疼痛者，乌头汤主之"。寒湿邪气重，故在麻黄基础上加川乌，甚至加附子、草乌；正气亦虚，故在白术基础上加黄芪、白芍固敛。

痛在上肢者，加桑枝、威灵仙、姜黄；痛在下肢者，加牛膝、独活、木瓜、续断；麻木者加鸡血藤、豨莶草、路路通；关节酸胀者，加晚蚕沙、海风藤。

（二）麻黄加术汤证的主症拓展

麻黄加术汤主症的拓展，即以麻黄汤证全身状态为基础，将主症拓展到麻黄、白术的其他主治病症。与桂枝主症从太阳中风表虚证向体虚的表实、阳虚性的体表病症、脏腑里证延伸类似，麻黄证的主症也是由风寒表实太阳伤寒证，向风寒湿郁闭的实性体表病症、肺系咳喘以及其他病症延展。

1. 实性的皮肤、四肢、九窍等体表病症

如疹、痒、疮等皮肤病，肺气不宣之癃闭、水肿、腹满、音哑、耳聋等。《温热经纬》："耳聋治肺。"干祖望善用麻黄随证配伍宣肺气药，治疗耳咽管阻塞所致耳聋。对突发性耳聋伴有恶寒头痛、流涕，用二药配甘草、葛根、僵蚕、防风、路路通，取得很好疗效。干氏经验："耳鸣一般在一周以内，伴有肺经症状如鼻塞、咳嗽等，这种耳鸣、耳聋称为风聋……上述肺经症状，但见一二症便是，即可随证配伍麻黄。"[《中医杂志》，1985，（1）；15]

2. 麻黄治疗咳喘，不论新久均可选用

麻黄、杏仁配伍二陈汤、三子养亲汤，治疗痰湿咳喘有较好疗效。久病肺肾不足，可配伍补益肺肾、纳气平喘之品。宣肺平喘首推麻黄，虚喘不忌用麻黄，用蜜炙麻黄，剂量约为治实喘的1/2，一日量掌握在3~6g为宜。但对额汗津津，心动应衣，息微，有脱证预兆者，麻黄不宜使用。

具体到麻黄加术汤，临床报道称麻黄加术汤治疗急性肾炎、肺炎、荨麻疹，就是由麻黄证拓展而来，只是在主症、病机或未病方面需要白术佐助。白术健脾利水，止渴、止汗、安胎，主治渴而下利、小便不利、胎动不安者。《类聚方广义》载"麻黄加术汤治麻黄汤证，身浮肿小便不利者，随证加附子"，这是麻黄证兼见白术的小便不利证。该书又载"山行冒瘴雾，或入窑穴中或入井中，或于曲室混堂（众用之浴室）等，诸湿气、闷热、郁闭之处，晕倒气绝者，可服大剂麻黄加术汤即苏醒。"这是在《备急千金要方》载还魂汤，也就是大剂量麻黄汤基础上加白术治湿邪，是兼见白术证的病因病机。还魂汤，

《千金方衍义》："此即《伤寒论》太阳例中麻黄汤，以桂心易桂枝入肝以招其魂；麻黄入肺以通其魄；杏仁入络以降其逆；甘草入腑以缓其暴，暴逆散而魂魄安矣。"

（三）麻黄加术汤证的病机拓展

麻黄加术汤证的病机拓展，主要是两种体质的转换。麻黄体质转换为白术体质，这是实性体质向虚性体质转变，由肌肉壮实而易感寒湿的麻黄体质向脾虚内湿的白术体质转变。黄煌教授整理麻黄体质特点为肌肉发达，体格粗壮，面色黄暗，皮肤干燥且较粗糙，多见于体格壮实的中青年和体力劳动者，易患呼吸道疾病、骨关节痛，寒冷、疲劳等常是这种体质患者患病的主要诱因。而白术体质的特点为脾虚而水湿内停，临床表现多见代谢、消化系统功能紊乱的症状；不论体型胖瘦，一般多呈黄肿貌，肌肉松软，容易浮肿、口渴，喝水后上腹部易有振水音，进食后易于腹泻，特别是进食脂肪餐后更为明显，易于眩晕。其舌体多胖大而有齿痕，舌色则多淡。

麻黄加术汤证由麻黄体质见麻黄、白术证，转变为白术体质见咳喘、浮肿等麻黄证。如《类聚方广义》："妇人禀性虚，妊娠每因水肿堕胎者，其人若用越婢加术汤、木防己汤，发生堕胎者，宜此方。又合葵子茯苓饮亦佳。"白术补虚且可安胎，肿为麻黄证，故麻黄加术汤在此的应用为白术体质见麻黄证。临床报道该方治疗小儿脾虚肺炎咳喘，也是脾虚白术体质咳喘的麻黄证。

（四）麻黄加术汤的治未病特点

该方的间接治疗，系由其散寒祛湿或疏散作用，达到其他的治疗目的。有报道：将该方合入治疗中风偏枯方药中，通过加强肺主宣发和脾为后天之本的功能，以间接达到治疗偏枯的目的，每获奇效。

（五）麻黄加术汤的治法与治略特点

原著要求，该方须发微汗。一是发汗程度要轻微，二是时间要持久，在 2 个小时以上。这是麻黄加术汤取效的关键。根据病情轻重缓急加减药物时，一定要协调各治疗单元之间的关系，总的原则是发微汗。

表5 麻黄加术汤临床应用八步法分析表

观其脉证	知犯何逆	辨识未病	策略选择
1. 全身：寒热身痛无汗；肌肉发达，皮肤暗黄 2. 主症：（1）麻黄证，如类风湿性关节炎、风湿性肌炎；肿、疹、痒、疮、聋等皮体表病症；咳喘浮肿 （2）白术证：渴而下利，浮肿小便不利、眩悸、胎动 3. 未病：不可过汗	1. 全身病机：寒湿在表，正气充足 2. 主症病机：营卫、肺气郁遏 3. 未病病机：汗大出者，但风气去，湿气在，是故不愈也	未病：不可过汗 1. 病传：化热入里 2. 药损：汗大出者，但风气去，湿气在，是故不愈也 3. 间治：调和胃气，鼓舞心阳以助汗	微汗法
随证治之	治病求本	治疗未病	依法合方
主症为麻黄证 1. 身体："风胜防风湿淫己，黄芩热淫附子寒"，即偏于风，加防风；偏于湿，加防己、苍术、薏苡仁；兼发热，加银花、连翘、黄芩；偏于寒，分级加附子、川乌、草乌 2. 上肢，加桑枝、威灵仙、姜黄；下肢，加牛膝、独活、木瓜、续断；麻木，加鸡血藤、豨莶草、路路通；关节酸胀，加晚蚕沙、海风藤	麻黄汤： 发汗解表，散寒除湿	1. 防病传：甘草补中气，防止外邪入里 2. 防药损：白术止汗，祛湿，止痹痛 3. 间治法：桂枝调和胃气、鼓舞心阳以助汗	麻黄加术汤＝麻黄汤证＋白术证＝麻黄体质＋白术证或者＝白术体质＋麻黄证

扫一扫，听音频　　　扫一扫，听音频

桂枝附子汤证八步法分析

一、湿病桂枝附子汤原文八步法分析（表6）

桂枝附子汤见《金匮要略·痉湿暍病脉证第二》第23条，讲的是湿病，也是伤寒八九日而用桂枝汤，不用麻黄汤化裁治疗的非典型情况。

【原文】伤寒八九日，风湿相搏，身体疼烦，不能自转侧，不呕不渴，脉浮虚而涩者，桂枝附子汤主之。若大便坚，小便自利者，去桂加白术汤主之。（《金匮要略·痉湿暍病脉证第二》第23条）又（《伤寒论》174）

桂枝四两（去皮）　附子三枚（炮，去皮，破）　生姜三两（切）　大枣十二枚（擘）　甘草二两（炙）

上五味，以水六升，煮取二升，去滓，分温三服。

第一步，观其脉证。

"伤寒八九日，风湿相搏"是全身状态；"身体疼烦，不能自转侧"是湿病的主症；"不呕不渴，脉浮虚而涩者"是风险提示。

"伤寒八九日，风湿相搏"是病因病机，也是全身状态。病由外感风寒湿而成，伤寒八九日，时日虽多，病依旧在表，当有太阳伤寒的典型表现，如发热、恶寒、无汗、身痛及喘等。有注家因为后面没有用麻黄汤治疗，认为这里的"伤寒"不是"太阳伤寒"，这是没有道理的。因太阳伤寒无汗证，在正气损伤、体质虚弱时，也不用麻黄汤而用桂枝汤治疗。另外，23条中，桂枝附子汤服后可"大便坚，小便自利"，反推可知，服药前当有大便不坚、小便不利。《伤寒论》174条方后注："法当加桂四两。此本一方二法：以大便鞭，小便自利，去桂也；以大便不鞭，小便不利，当加桂。附子三枚恐多也，虚弱家及产妇宜减服之。"

"风寒湿三气杂至，合而为痹"。这一条的主症是"身体疼烦，不能自转侧"，讲的是疼痛程度比较重，到了自己不能翻身的程度。麻黄汤证、桂枝汤证原本有

桂枝附子汤证八步法分析

023

身痛，麻黄汤证的身痛还比较重，是头痛身痛、腰痛、骨节疼痛。这一条的疼痛更严重，已经到了躺在床上自己不能翻身的程度。

前两组临床表现再加上第三组风险提示的"不呕不渴，脉浮虚而涩者"，可知这一条的临床表现包括发热、恶寒、无汗、身痛及喘、大便不硬、小便不利等全身症状，"身体疼烦，不能自转侧"的湿病主症，以及"不呕不渴，脉浮虚而涩"这个风险提示。

第二步，知犯何逆。

全身状态"伤寒八九日，风湿相搏"，说明该条由外感风寒湿邪气，引起营卫郁遏，形成表里气机均为湿邪郁遏而以表气郁遏为主的状态。风寒湿在表的郁遏，见伤寒表证与身体疼烦、不能自转侧；在里的湿邪郁遏，表现为膀胱气化不利的小便不利，湿生于脾、湿趋于下而见大便不坚，甚者"大便反快"。"身体疼烦"是风寒湿侵袭肌表、营卫郁遏不通的表现；"不能自转侧"说明疼痛严重，由阳虚、湿重的严重郁遏引起。风险提示"不呕不渴"是里无热、胃中和；"脉浮虚而涩"是指邪在表、阳已虚而湿邪阻闭。综上所述，本条病机为外感风寒湿邪，郁遏营卫兼表阳虚。

第三步，辨识未病。

与麻黄加术汤一样，本条主要防范发汗太过。原因有二。一是，祛除湿邪的需要。湿邪是黏腻的邪气，发汗要发微汗，使营卫缓缓蒸腾，湿邪慢慢解除。《金匮要略·痉湿暍病脉证》第18条讲得很清楚。

二是，表阳虚。"脉浮虚而涩"，病虽在表，当用汗法，但在表的阳气已虚，不耐攻伐，故当小心，不要过汗伤阳。

第四步，策略选择。

微汗法。如18条所讲："若治风湿者，发其汗，但微微似欲出汗者，风湿俱去也。"

第五步，随证治之。

该条主症为"身体疼烦，不能自转侧"，是附子证。从性质说，这一条是寒湿重而阳气虚；从程度讲，这一条"身体疼烦，不能自转侧"，比麻黄证、桂枝证严重，到了附子证的程度。

附子辛甘、大热，生用回阳救逆，炮用散寒止痛，其用药指征为脉沉微与痛证。《伤寒论》第21条："太阳病，下之后，脉促胸满者，桂枝去芍药汤主之。

若微寒者，桂枝去芍药加附子汤主之。"即：太阳病，误下后损伤胸中阳气，严重时见脉微而恶寒，则在去阴寒酸敛的芍药的同时，加附子温振阳气。本条脉浮虚而恶寒，也用桂枝汤去芍药加附子；又兼湿邪，故加大附子的剂量。又真武汤证有腹痛、下利，附子汤证有"口中和"。故本条大便不硬，可以是正常大便，也可以是下利；而不呕不渴，即"口中和"之意。这些都是本条应用附子的指征。

桂枝汤证本有恶寒、身痛，必是阳虚湿盛以及疼痛的的程度更甚，才会加用附子。风寒湿邪导致的疼痛，麻黄、桂枝，附子、细辛以及乌头都可以治疗，只是它们作用的强度、主治的疼痛程度不同。一般初期的疼痛，麻黄、桂枝就可以；疼痛到了不能自转侧程度，是附子证；疼痛到手足逆冷程度，就是乌头证。本条"身体疼烦"，麻黄、桂枝证；"不能自转侧"是说疼痛到了附子证。

第六步，治病求本。

除去最后的脉象，本条"伤寒八九日，身痛疼烦"，系风寒湿外感、营卫郁遏的麻黄汤证。麻黄汤发汗解表，散风寒、止痛；又风湿相搏，似当加术以发微汗，当用麻黄加术汤；再与治疗主症的附子相合，应该是麻黄加白术、附子汤。

第七步，治疗未病。

"不呕不渴，脉浮虚而涩者"，分别提示"胃中和"、附子的风险不大，阳气虚、麻黄汤的风险很大。附子易害胃，胃中不和不可用附子，如《伤寒论》真武汤证条316方后注："若呕者，去附子，加生姜，足成半斤"；附子性热，治寒性疼痛，里热不宜用附子。可知，本条"不呕不渴"，提示胃中和、里无热，没有主要的附子禁忌证，可以用附子治疗。

麻黄汤发汗峻猛，在气阴亏虚、阳气不足的情况下，该方易伤阳气而导致发汗太过。桂枝汤调和营卫、解肌祛风，发汗作用柔和。故在这种情况，《伤寒论》《金匮要略》多以桂枝汤替代麻黄汤。前面的瓜蒌桂枝汤证就是这种应用。这一条见"脉浮虚"、阳气虚，亦将麻黄汤替换为桂枝汤。

第八步，依法合方。

本条需要用微汗法来协调随证治之、治病求本及治未病，最后形成治疗方案。第五步随证治之确定了"身体疼烦，不能自转侧"是附子证；第六步治病求本由"伤寒八九日，风湿相搏，身体疼烦"，确定可以用麻黄加术汤；第七步治未病，"不呕不渴"可以用附子，"脉浮虚而涩者"提示不可用麻黄汤，当用桂枝汤，

桂枝附子汤证八步法分析

三者相合，即为桂枝加附子汤。桂枝加附子汤由桂枝汤加附子而成。该方功能调和营卫，扶阳固表、止漏汗；出《伤寒论》第20条"太阳病，发汗，遂漏不止，其人恶风，小便难，四肢微急，难以屈伸者，桂枝加附子汤主之"，系太阳病发汗太过所致的汗漏不止证。本条的大法是微汗法。对于"伤寒八九日"的无汗证，桂枝加附子汤恐怕发汗力量不足，故桂枝附子汤增加桂枝的剂量，去除制约发汗的芍药。

以上是《金匮要略》湿病23条桂枝附子汤证的八步法分析。这一条也见于《伤寒论》174条，是一个争议很大的条文。其实，依照"全身－主症－未病"的叙述思路，采用八步法分析，一步一步分析其药证、方证、未病与依照治法整合的过程，可以破解很多争议。

表6　湿病桂枝附子汤原文八步法分析表

观其脉证	知犯何逆	辨识未病	策略选择
1. 全身：伤寒八九日，风湿相搏 2. 主症：身体疼烦，不能自转侧，不呕不渴 3. 未病：脉浮虚而涩者	1. 全身病机：外感风寒湿，营卫郁闭 2. 主症病机：营卫郁闭，表阳不足 3. 未病病机：正气不足，过汗则伤	未病：脉浮虚而涩者 1. 病传：阳气损伤 2. 药损：麻黄汤峻汗损伤 3. 间治：调补脾胃，补充营卫以解表	微汗法
随证治之	**治病求本**	**治疗未病**	**依法合方**
主症为附子证 1. 止痛三级用药：麻、桂－附子－乌头 2. 附子证：寒性疼痛＋胃中和＝不呕不渴	邪气在表，有汗无汗未明，桂枝汤或麻黄汤均有应用可能	1. 防病传：甘草、大枣、芍药、桂枝补中气，防止外邪入里 2. 防药损：桂枝汤替麻黄汤 3. 间治法：桂枝汤调补脾胃，补充营卫以解表	桂枝附子汤 ＝桂枝汤－芍药＋附子＋桂枝增1两，或者＝桂枝汤易麻黄汤＋附子＋桂枝增1两 （去芍药、增加桂枝1两以增强发汗作用）

二、桂枝附子汤临床应用八步法分析（表8）

桂枝附子汤功能温经散寒，祛风除湿。该方中由桂枝汤去芍药加附子、增桂枝一两组成，主治风寒湿邪兼表阳虚的湿痹。桂枝辛温，温通经络，祛风散寒；附子辛热，温经扶阳，驱逐寒湿；甘草、生姜、大枣调和营卫，扶正祛邪。诸药合用，可使风湿之邪从外而解。

本方附子量大，散寒止痛，用于风湿相搏之身体疼烦。原文冠以"伤寒"二字，是该方非典型应用。临床报道，该方治疗风湿、类风湿性关节炎、产后痹、坐骨神经痛、雷诺病、水肿、心动过缓、泄泻、寒疝、阳痿、早泄等。

（一）桂枝附子汤治疗湿痹的现代应用

湿病由湿阻肌肤、湿流关节引起，以身体疼痛为主症，相当于风湿性关节炎，或者类风湿性关节炎早期。桂枝附子汤证为寒湿痹，由于寒湿邪气引起。寒湿为阴邪，易伤阳气，若侵入人体，流注关节之间，阻碍气血运行，可致关节疼痛，重者屈伸不利。

风寒湿闭阻型痹证的整体治疗方案：风湿、类风湿关节炎见寒湿闭阻证，除桂枝附子汤外，麻黄加术汤证、乌头汤以及后世蠲痹汤等均有应用机会。应用八步法，将这些方证原文整合，可以制定该病的整体治疗方案。应用这个方案，就不必孤立地考虑单个方剂的应用，而是依照八步法的步骤，考察全身状态、主症、未病与治疗策略的辨识与处理，一步一步开出适宜的方剂。

1. 风寒湿闭阻型痹证的全身病机与体质状态

杂病诊治以虚实为纲。麻黄汤证是表实证，桂枝汤证为表虚证。故风寒湿闭阻痹证的诊治，可以麻黄汤证、桂枝汤证为提纲。又麻黄汤、桂枝汤散风寒为主，若湿气偏盛，可于两方中加苍术偏于燥湿散寒，或防己、薏苡清热祛湿。这些祛湿药可以苍术为代表。本虚标实，常用的益气固表类药物有白术、黄芪、人参、甘草等，可以白术为代表。这样，风寒湿闭阻型痹证的全身病机与体质状态，可用麻黄加术汤或桂枝加术汤来概括，即：风湿、寒湿痹证，有汗、表虚用桂枝加术汤，无汗、表实用麻黄加术汤。术，指代苍术或白术。

具体应用时，须根据风、寒、湿的病机偏向，调整方剂结构、确定君药。《素问·痹论》："风寒湿三气杂至，合而为痹也。其风气胜者为行痹，寒气胜者为痛痹，湿气胜者为着痹也。"桂枝疏风，偏于风气盛，选择桂枝汤，以桂枝为君药，再加防风、白芷、羌活；麻黄、桂枝散寒，偏于寒气盛，选择麻黄汤，以麻黄为君药，甚者以附子、乌头为君药。当然，邪气郁闭化热、为热痹，加银花、连翘、黄芩、黄柏等。

2. 主症分级与兼症

痹证的主症是疼痛，疼痛的药证分级就是该方案的主症分级。麻黄、桂枝、附子、乌头均可用于寒性疼痛，作用程度不同，由弱到强的次序为麻、桂，附，乌。

把主症的三级用药整合到两个提纲方证中，就组成了麻黄加术附乌汤和桂枝加术附乌汤，统称为麻桂加术附乌汤系。

兼症处理：麻木者加鸡血藤、豨莶草、路路通；关节酸胀者，加晚蚕沙、海风藤。痛在上肢者，加桑枝、威灵仙、姜黄；痛在下肢者，加牛膝、独活、木瓜、续断。

3. 风险防范与间接治疗

首先，防范附子、乌头一类作用峻猛的药物可能造成的机体损伤。乌头、附子等药祛寒止痛效果很好，但均具有一定的毒性。一般用量在 9~15g 之间，并且要先煎 1 小时以上，以解其毒性，同时可兑入白蜜。如剂量更大，则需先煎 2 小时以上。一般来说，最大剂量不超过 30g 为宜，应先从小剂量开始、逐渐递增。如出现舌麻、头晕或脉结代等症状，即应停用。

汤本求真的《皇汉医学》引《证治摘要》曰："门人稻叶节以附子之用法问余。答曰：夫乌、附之性猛烈，用之有瞑眩而愈者，有不瞑眩而愈者，有徒中毒者。乌头桂枝汤条云：其知者，如醉状，得吐为中病。又桂枝附子去桂加术汤条云：如冒状，此为瞑眩而愈也。又用之其病须臾而增剧，发头痛，眩晕，或身体不仁，或发热，上逆，呕吐等证者，则为中毒也，当速止附子。""又久服附子有患眼病者，宜速止附子，不然则致后有失明者，慎诸。"

其次，防范麻黄发汗太过。

最后，需要通过间接治疗来提高疗效。《医宗必读》："治行痹，散风为主，御寒利湿，仍不可废，参以补血之剂，乃治风先治血、血行风自灭也。"常用的活血和血药物有赤芍、白芍、当归、川芎、片姜黄、乳香、没药等。"治痛痹，散寒为主。疏风燥湿，仍不可缺。大抵参以补火之剂，非大辛大温，不能释其凝寒之害也。"补火药物，与散寒止痛组相同，也是桂枝、附子、细辛、乌头。"治着痹，利湿为主，祛风解寒，亦不可缺，参以补气之剂，盖土强可以胜湿，而气足自无顽麻也。"补气类药物当然是以白术为代表的黄芪、人参、甘草等。

4. 治疗策略

《金匮要略》提出该方的治法为微汗法。同时要注意不同的阶段，治疗原则也不相同。《证治汇补》云："初起强硬作痛，宜祛风化痰。沉重者，宜流湿行气。久则须分气血虚实、痰瘀多少治之。"

在使用乌头、附子等药物时，必须遵循《素问·五常政大论》所讲的用药次序："大毒治病，十去其六。常毒治病，十去其七。小毒治病，十去其八。无毒治病，十去其九。"桂枝附子汤中附子，既要当用则用，又要中病即止，不药过病所。

综上所述，这个寒湿痹证的治疗方案以虚实为纲，可以用麻桂加术附乌汤方系来命名。其应用要点为：太阳表实无汗证，或体质强壮者，以麻黄汤基础，根据邪气及疼痛的轻重缓急，加入白术或苍术、附子、乌头等祛风寒湿止痛药物；太阳表虚有汗，或体质虚弱，以桂枝汤基础，根据邪气及疼痛的轻重缓急，加入白术或苍术、附子、乌头等祛风寒湿止痛药物。

据其病机、治法要点的分级用药如表7。

表7 痹证分级用药

热	湿	寒	风	血	气
黄芩	苍术	麻黄	桂枝	赤白芍	甘草
知母	防己、薏苡	附子、乌头	防风	当归、川芎	人参、黄芪、苍白术
金银花、黄柏	蚕沙、萆薢	全蝎、地龙	羌活、海风藤	姜黄、乳没	

这两个大方剂包含了湿病治疗的虚实纲领，风、寒、湿、热、虚等病机的治法要点以及轻重缓急用药系列，实际上是治疗湿病的总体治疗方案。每个原文方证是这个方案的具体应用。如麻黄加术汤，以表实而选麻黄汤，疼痛程度轻而止于麻黄，防止过汗只选了白术；桂枝附子汤，以其表虚而选桂枝汤，疼痛程度到了附子证，为加强发汗作用去芍药、增桂枝一两；小续命汤，以其虚实夹杂而用麻黄汤、桂枝汤合方，有麻黄、杏仁与桂枝、芍药同用，补和气血用参、草、归、芎，随风、湿、热、寒程度分别加防风、防己、黄芩、附子，其中寒痹为痛痹，附子标定疼痛的程度。

（二）桂枝附子汤证的主症拓展

附子在《伤寒论》《金匮要略》中有两种，一种是生附子，用于回阳救逆；另一种是炮附子，主要用于止痛，可以温阳散寒除湿止痛。桂枝附子汤的主症，即身体疼烦、不能自转侧是附子证。附子证主症的拓展与桂枝证类似，也是从由太阳表证到体表病症，如桂枝附子汤可治疗坐骨神经痛、雷诺病；再由体表病症到脏腑里阳虚证，如心阳虚的心动过缓，脾胃阳虚的泄泻、肝肾阳虚寒盛的寒疝、阳痿、早泄。

（三）桂枝附子汤证的病机拓展

桂枝附子汤证的基础是桂枝体质见桂枝汤证，典型的状态应该是形寒的桂枝体质其特点为多形瘦肤白、动辄汗悸，体质变差、阳虚更重。该方也可用于附子体质，其特征是精神萎靡，声低息微，少气懒言，身重恶寒，脉象无力、沉、微、弱，患者多有重大疾病，脏器功能低下。

（四）桂枝附子汤的治未病特点

防范麻黄、附子的损伤前面已经讲过。这里只提一个桂枝附子汤间接治疗的作用，即温命门、太阳、少阳的阳气，以祛除湿邪。吴鞠通《温病条辨》中焦篇寒湿 48 条自注："附子益太阳之标阳，补命门之真火，助少阳之火热。盖人之命火与太阳之阳、少阳之阳旺，行水自速。三焦通利，湿不得停，焉能聚而为痛。"

（五）桂枝附子汤的治法与治略特点

前面已论及，在此不再赘述。

表 8　湿病桂枝附子汤临床应用八步法分析表

观其脉证	知犯何逆	辨识未病	策略选择
1.全身：桂枝体质、附子体质或甘草体质 2.主症：桂枝证或附子证，如（1）表证或无表证的疼痛；（2）体表病症；（3）心率过缓；（4）腹痛腹泻；（5）寒疝阳痿 3.未病：正气虚	1.全身病机：不同程度的阳气虚，或气血阴阳不足 2.主症病机：阳气虚、闭 3.未病病机：正气不足，过汗则伤、过泻则	未病：正气虚 1.病传：阳气损伤 2.药损：附子、麻黄的损伤 3.间治：行血祛风，温阳散寒，益气除湿	微汗法或温阳散寒除湿
随证治之	治病求本	治疗未病	依法合方
主症为桂枝、附子证 （1）痹证："风胜防风湿淫己，黄芩热淫附子寒" （2）温阳，可用温润肾阳类药物替代附子，如杜仲、桑寄生、续断、鹿角霜等	桂枝汤，调和营卫，亦可温通经脉、温通阳气 1.桂枝和营卫，解寒湿，附子壮元阳、温寒湿 2.桂枝以补心阳，附子以回肾阳 3.桂枝汤轻扬力薄，附子刚烈	1.防病传：甘草、大枣补中气、化生阳气 2.防药损：中病即止，不药过病所 3.间治法：赤芍、白芍、当归、川芎行血祛风；桂枝、附子细辛、乌头或桑寄生、鹿角霜温阳散寒；黄芪、人参、甘草益气除湿	桂枝附子汤属于麻黄加术附乌汤、桂枝加术附乌汤方系。（1）太阳表实无汗证，或体质强壮者 = 麻黄汤 + 白术或苍术、附子、乌头 （2）太阳表虚有汗，或体质虚弱 = 桂枝汤 + 白术或苍术、附子（乌头）

一、百合病百合地黄汤原文八步法分析（表9）

百合地黄汤见《金匮要略·百合狐惑阴阳毒病证治》第三篇百合病第5条，讲的是百合病的正治法，也就是百合病未经误治、病形如初的心肺阴虚内热证的治法。

【原文】百合病，不经吐、下、发汗，病形如初者，百合地黄汤主之。

百合七枚（擘）　生地黄汁一升

上以水洗百合，渍一宿，当白沫出，去其水，更以泉水二升，煎取一升，去滓，纳地黄汁，煎取一升五合，分温再服。中病，勿更服。大便当如漆。（《金匮要略·百合狐惑阴阳毒病证治第三》第5条）

论曰：百合病者，百脉一宗，悉致其病也。意欲食，复不能食，常默默，欲卧不能卧，欲行不能行，饮食或有美时，或有不用闻食臭时，如寒无寒，如热无热，口苦，小便赤，诸药不能治，得药则剧吐利，如有神灵者，身形如和，其脉微数。每溺时头痛者，六十日乃愈；若溺时头不痛，淅然者，四十日愈；若溺快然，但头眩者，二十日愈。其证或未病而预见，或病四五日而出，或病二十日，或一月微见者，各随证治之。（《金匮要略·百合狐惑阴阳毒病证治第三》第1条）

第一步，观其脉证。

本条可以确定的临床表现有精神恍惚不定、口苦、小便赤、脉微数。原文较长，依次论述了全身状态、主症、风险提示、预后及治疗原则。"百合病，不经吐、下、发汗，病形如初"，指未经误治的条1的临床表现。条1首句给出了该病的病机"百合病者，百脉一宗，悉致其病也"，病在"百脉"、所有经脉，也是对全身状态的叙述。其后是精神恍惚不定、感觉、行为异常等表现；再后是风险提示，"诸药不能治，得药则剧吐利，如有神灵者，身形如和，其脉微数"；最后"每溺时头痛……各随证治之",是论述预后和治疗原则。

第二步,知犯何逆。

为理解方便,将百合病的病因病机从现代和原著两个层面来分析。从现代中医脏腑辨证分析,百合病的病机为心肺阴虚内热。心主血脉、肺朝百脉。"百合病者,百脉一宗,悉致其病也",即心肺之病。又"口苦,小便赤,其脉微数",表明阴虚内热。故该病病机为心肺阴虚内热。而百合入心肺经、养阴清热、润肺安神,与该病病机相符。

从原著脏腑经络辨证分析,百合病的病机即原文所述"百脉一宗,悉致其病",表里、内外所有经脉均病。《金匮要略》脏腑经络辨证,以表里、内外为框架,以汗、吐、下三法为大法。其基本内容为:病在表用汗法、在里在上用吐法、在里在下用下法。《金匮要略》总论条2的发病"三条"讲的是这个诊治体系的发病与传变模式;条13"阳病十八""阴病十八"是这个诊治体系的疾病分类;而各篇具体疾病的诊治,也是用的这个体系。

原著中百合病诊治也是用的这个脏腑经络、表里辨证体系,只是该病不在这个诊治体系的范围。该病病位为亦表亦里、亦脏亦腑的所有经脉,易为汗、吐、下三法误治,基本治则为"随证治之"与"见于阴者,以阳法救之;见于阳者,以阴法救之"的反治法。其一,主症病位的表里判断。原文叙述主症时反复描述其饮食情况,"意欲食,复不能食,常默默,欲卧不能卧,欲行不能行,饮食或有美时,或有不用闻食臭时",这是在判断是否病在里、在脏腑;而"如寒无寒,如热无热",这是在疑似之间判断病位是否在表。其二,汗、吐、下三法的应用。原著条2"百合病,发汗后者,百合知母汤主之",条3"百合病,下之后者,滑石代赭汤主之",条4"百合病,吐之后者,百合鸡子汤主之",这三条原文提示汗、吐、下为本病常见误治法,会加重病情。其三,百合病不适合这个表里诊治体系。条1的主症分析,病位似表似里;条2、3、4表明汗吐下三法对本病无效,条1说"诸药不能治,得药则剧吐利"中的"诸药",当指汗吐下三法方药。这说明百合病不适合应用这个表里、汗下的诊治体系。

原著应用脏腑经络辨证分析百合病,最后发现这个诊治体系不适合百合病。由此也就可以理解原著将该病病机定为"百脉一宗,悉致其病",并以"随证治之""见于阴者,以阳法救之;见于阳者,以阴法救之"为基本治则了。

第三步,辨识未病。

一、不可用汗、吐、下三法。表里诊治体系直接应用在该病是无效的,误用这个体系治疗百合病也就成了医生最容易犯的错误。故条2、3、4先讲误治后的处理，条 5 证治法首先强调"不经吐、下、发汗"。

二、防止药物损伤。条 5"得药则剧吐利"，提示患者脾胃虚弱，易为药气所动，用药要小心，而吐下治法尤其不可以应用。因此利小便是驱邪的首选。利小便既可以给邪出路，又可以"实大便"而防止"得药则剧吐利"。

三、间接治疗。不能直接用汗吐下三法，只好间接用，条 9"百合病见于阴者，以阳法救之"等阴病治阳、阳病治阴的策略，也是治阴以治阳、治阳以治阴的间接治疗。此处阴阳指表里。

第四步，策略选择。

条 1"随证治之"。该病超越了表里诊治体系，宜对症处理。"证"，证据、症状，不是今天证型、证候。《伤寒论》条 16"太阳病三日，已发汗，若吐，若下，若温针，仍不解者，此为坏病，桂枝不中与之也。观其脉证，知犯何逆，随证治之。桂枝本为解肌，若其人脉浮紧，发热汗不出者，不可与之也。常须识此，勿令误也。"也是如此。太阳病而汗、吐、下三法不能解，"此为坏病"，故"观其脉证，知犯何逆，随证治之"。

该病超越了表里诊治体系，在表治表、在里治里病情会加重，故而用反治法，即条 9"百合病见于阴者，以阳法救之；见于阳者，以阴法救之。见阳攻阴，复发其汗，此为逆；见阴攻阳，乃复下之，此亦为逆。"此处阴阳指表里，含义与"阳病十八""阴病十八"同。条 9 即在表则治里、在里则治表的意思。

第五步，随证治之。

随证治之，即百合病用百合治疗。该病精神恍惚、神志不定是百合证的主症。

第六步，治病求本。

从主症来处方，确定该病用百合治疗。该病病机是心肺阴虚内热，百脉失和。百合性味甘、微苦、微寒，归经心、肺经，养阴润肺、清心安神；又如程林曰："百合花、叶皆四向，故能通达上下四旁"，即百合可以通脉。

地黄甘苦、凉，入心、肝、肾经，可凉血活血、滋阴养血。《本经》载生地"主折跌绝筋，伤中，逐血痹，填骨髓，长肌肉，作汤除寒热积聚，除痹"，同样具有滋阴与通血脉的作用，这里是加强百合作用而加入。

第七步，治疗未病。

泉水的第一个作用是利小便、给邪以出路。该病不可以用汗吐下三法驱逐邪气，给邪出路首选利小便。泉水第二个作用是利小便以实大便，防止百合、地黄寒凉润下、导致腹泻。条1"得药则剧吐利",提示患者脾胃虚弱,易为药气所动。百合、地黄二药均凉润,易致腹泻。这种情况下,泉水利小便、实大便的作用就十分重要了。百合滑石散、瓜蒌牡蛎散中的滑石、牡蛎作用与泉水相同,都有利小便,给邪气出路的间接治疗作用,防治百合等药导致"得药则剧吐利"的反佐作用,而且强度更大。

第八步,依法合方。

步五随证治之,百合病用百合治;步六治病求本,增强养阴清热、润肺安神作用,加生地黄,与百合相辅相成;步七治未病,防止"得药则剧吐利",用泉水利小便,给邪热出路,且利小便、实大便,是反佐百合,与百合相反相成。百合病百合治,地黄相辅相成,泉水相反相成,三者相合,构成百合地黄汤。

表9　百合病百合地黄汤原文八步法分析表

观其脉证	知犯何逆	辨识未病	策略选择
1. 全身:百合病者,百脉一宗,悉致其病也 2. 主症:意欲食,复不能食,常默默,欲卧不能卧,欲行不能行,饮食或有美时,或有不用闻食臭时;如寒无寒,如热无热,口苦,小便赤 3. 未病:诸药不能治,得药则剧吐利,如有神灵者,身形如和,其脉微数;不经吐、下、发汗	1. 全身病机:百脉一宗,悉致其病 2. 主症病机:心肺阴虚内热 3. 未病病机:不可误用汗、吐、下法	未病:不可误用汗、吐、下法 1. 病传:伤阴热重 2. 药损:误用汗、吐、下法 3. 间治:给邪出路	1. 见于阴者,以阳法救之;见于阳者,以阴法救之 2. 养阴清热,润肺安神
随证治之	治病求本	治疗未病	依法合方
主症精神恍惚不定,心肺阴虚内热,为百合证 百合甘寒,归心、肺经;养阴润肺,清心安神。用于虚烦惊悸,失眠多梦,精神恍惚	地黄:味甘,性寒;归心、肝、肾经;清热凉血,养阴生津;用于治疗热病伤阴,舌绛烦渴	1. 防病传:积极治疗 2. 防药损:生地黄凉血,而胃气弱者服之恐妨食;中寒有痞、易泄者禁 3. 间治法:泉水清热利小便,给邪出路且不伤阴	百合地黄汤主之 =百合证+地黄辅助+泉水给邪出路且反佐

二、百合地黄汤临床应用八步法分析（表10）

百合地黄汤功能养阴清热,补益心肺。本方由百合七枚(擘)、生地黄汁一升、泉水二升组成。方中百合味甘、微苦,性平,养阴润肺,安神定志,清养心脾，调和百脉，不仅用于肺胃阴虚燥热之病，而且对心肝血虚火旺之证，也具有养血清热、安神敛魂之功。生地黄气味甘寒，滋养肾阴，补益心血，清热凉血。泉水引热下行，通利小便，也可以防止百合、地黄凉润而导致腹泻。该方是现代临床治疗心肝血虚、神魂不藏所致之失眠、惊悸、精神失常类病证的常用方剂。临床报道本方治疗神经衰弱、抑郁症、癔症、失眠、梦游以及咳嗽、慢性胃炎、多发性纤维脂肪瘤、干燥综合征、甲状腺功能亢进、老年皮肤瘙痒症、鼻衄、口糜、耳鸣、肺气肿等。

（一）百合地黄汤治疗百合病的现代应用

百合病以行为、感知异常为主症，属于神志不宁、精神失常类病证。神经衰弱、抑郁症、焦虑症、精神分裂以及癔病、夜游症等见到心肝阴虚内热证，有应用本方的机会。具体应用时需要注意四个要点：一是判断全身的虚实状态，也就是病机总体的虚实性质。百合地黄汤证阴虚内热，总属虚损证，一个金指标是舌象，舌红少苔或舌光无苔是其典型舌象。与之性质相反的是痰热扰心证，如黄连温胆汤证，是失眠、惊悸、恍惚、错乱这些病症的实邪壅盛的状态，其典型的舌象是舌红苔黄腻。两证主症相同，而病机一虚一实，是相反的，需要鉴别。二是要判断主症的病机是阴虚火旺还是阳虚阳浮。神经衰弱、抑郁症、焦虑症、精神分裂、癔病、夜游症等疾病的主症，如失眠、惊悸、恍惚、错乱等，既可以见于阴虚内热证，也可以见于阳虚阳浮证。如心阳虚浮的桂枝加龙骨牡蛎汤证。桂枝加龙骨牡蛎汤见于《金匮要略·血痹虚劳病脉证并治》，主治男子失精、女子梦交，临床拓展应用到失眠、惊悸、恍惚、错乱等心系病证属于心阳虚浮者。也就是说，百合地黄汤证在病机性质上需要与黄连温胆汤证鉴别，在主症的病机性质需要与桂枝加龙骨牡蛎汤证鉴别。三是注意主症轻重缓急。阴虚内热有轻重缓急的不同，养阴需要分甘寒、咸寒。轻者甘寒生津，百合可配北沙参、天花粉、麦冬等；重者咸寒滋阴，生地黄配玄参、白芍、阿胶、鳖甲、龟甲等。清热则可以配知母、连翘、黄连、黄柏；安神可配酸枣仁、柏子仁、夜交藤、丹参、远志、磁石、珍珠母等。四要预防药损和间接治疗。预防凉润导致腹泻，百合地黄汤配生牡蛎、滑石、仙鹤草等。尤其是生牡蛎、生龙骨两药，既可以安神定志，又可以收涩止泻，防止百合地黄的凉润导致的腹泻。间治时可以配益气以生津，百合地黄汤配西洋参、党参、黄精等。

（二）百合地黄汤证的主症拓展

百合养阴清热，入心肺二经。故百合的主症，从心主神志向心主血脉、肺胃病症、皮肤疾病等迁移。其一，百合地黄汤能够治疗心阴虚内热的神志异常疾病，同样可以治疗阴虚内热性的心脏疾病，如冠心病、心律失常等见舌红少苔、阴虚内热者。对于心动过速，常合用党参、丹参、苦参（三参饮）或桂枝加龙骨牡蛎汤。其二，百合养阴清热入肺经，可以治疗肺阴虚燥热的咳嗽、鼻衄、肺气肿等病。其三，诸痛痒疮皆属于心，又肺合皮毛，故心肺阴虚内热导致的皮肤瘙痒症、干燥综合征等可以用百合地黄汤化裁治疗。有报道以百合地黄汤加甘麦大枣汤合方加味，治疗老年性皮肤瘙痒症，百合苦参洗方治疗老年阴痒。干燥综合征常见口眼干燥，咽干，关节疼痛，此病多发于阴虚体质及感受热邪阴液受伤患者，以本方为主，可获较好疗效。其四，百合地黄汤甘寒养阴清热，也有应用到虚热性胃病的机会。临床报道本方合用百合乌药散及蒲公英、木香等药物，治疗糜烂性胃炎、萎缩性胃炎、胃溃疡等疾病。

（三）百合地黄汤证的病机拓展

百合地黄汤证典型病机为心肺或肝胃阴虚内热。与之相反的病机是痰热阻闭，如前面提到的痰火扰心的黄连温胆汤证。阴虚与痰湿可相互转变。如痰湿阻闭，日久化热伤阴，可以导致阴虚内热证；阴虚内热日久，邪热炼液为痰、停滞在局部，也可以形成全身阴虚内热、局部痰瘀阻闭的状态。二者可以同时出现，如全身状态为阴虚内热、局部主症为痰浊阻闭。有报道用百合地黄汤加贝母、夏枯草等祛痰散结药物，治疗结节性甲状腺肿，其辨证要点就是全身阴虚内热见舌红少苔，甚至舌光无苔，而局部有痰浊阻闭的甲状腺肿大。也有报道用本方加味治疗多发性纤维脂肪瘤，机制与此类似。

（四）百合地黄汤的治未病特点

有两个方面，一方面是应用百合地黄汤时需要预防什么，可以用哪些间接治疗方法；另一方面百合地黄汤可以预防什么，可以起到怎样的间接治疗作用。前面提到了，百合、地黄凉润滋阴，但易致腹泻，常配伍利尿不伤阴的药物，如滑石、牡蛎等，既可以给邪出路，又可以利小便实大便，防止百合地黄导致腹泻。气阴互生，百合地黄汤加入益气药物如西洋参、黄精等可以提高疗效。同样的机制，百合地黄汤也可以佐助益气方药起到间接治疗的作用。而在治疗全身阴虚、局部痰结的多发性纤维脂肪瘤、结节性甲状腺肿时，百合地黄也可以防止祛痰药耗伤阴液。

（五）百合地黄汤的治法与治略特点

首先要清楚阴虚与痰浊之间的转化关系，不孤立看待病机。典型的阴虚内热的舌象是舌红少苔或舌光无苔，典型的痰浊化热是舌红苔黄厚腻；从痰浊向阴虚转化时，可能会先出现花剥苔，而从阴虚向痰浊转化时，多出现局部的痰结。临证处方时，要注意病机的虚实、转化与方剂大法与偏重。其次，要熟悉杂病本虚标实、先祛邪后扶正的治疗策略。见舌红苔黄腻，可以用黄连温胆汤祛邪为主；见舌红少苔，可以用百合地黄汤滋阴为主。两者之间的过渡状态，处理起来需要技巧。最后，处理全身和局部的关系，即全身痰湿化热与局部的阴虚，全身的阴虚内热与局部的痰结。这是难处理的状态。前者需要用黄连温胆汤合入百合地黄汤，后者需要用百合地黄汤为主适当加入祛痰散结药。

综上所述，百合病临床表现以神志病多，形体病少为特点，与《素问·疏五过论》篇的"不在脏腑，不变躯形，诊之而疑，不知其名"的病性描述为相符。因其相对的客观体征仅为"口苦，小便赤，脉微数"，其余大多为捉摸不定，恍惚不可为凭之症，为临床辨证带来一定难度，故古有百合病难在识证之说。百合地黄汤虽药少方小，但作为治疗百合病的主要方剂而成为中医神志病治疗的代表方剂之一，至今仍为临床广泛应用，而且拓展到心系、肺系、胃系、皮肤以及甲状腺疾病。

表 10　百合地黄汤临床应用八步法分析表

观其脉证	知犯何逆	辨识未病	策略选择
1. 全身：舌红少苔或舌光无苔 2. 主症：（1）神经衰弱、抑郁症、焦虑症、精神分裂以及癫病、夜游症等；（2）冠心病、心律失常等见舌红少苔、阴虚内热者；（3）咳嗽、鼻衄、肺气肿等；（4）皮肤瘙痒症、干燥综合征；（5）糜烂性胃炎、萎缩性胃炎、胃溃疡等	1. 全身病机：阴虚内热 2. 主症病机：心肺、肝胃的阴虚内热 3. 未病病机：不可误用汗、吐、下法	未病：不可误用汗、吐、下法 1. 病传：伤阴热重 2. 药损：误用汗、吐、下法 3. 间治：给邪出路	1. 见于阴者，以阳法救之；见于阳者，以阴法救之 2. 养阴清热，润肺安神，润胃清肝

随证治之	治病求本	治疗未病	依法合方
1. 清热可配知母、连翘、黄连、黄柏；安神配酸枣仁、柏子仁、夜交藤、丹参、远志、磁石、珍珠母等 地黄：味甘，性寒；归心、肝、肾经；清热凉血，养阴生津；热病伤阴，舌绛烦渴 2. 心动过速，常合用党参、丹参、苦参三参饮或桂枝加龙骨牡蛎汤 3. 胃病，合百合乌药散及蒲公英、木香等	1. 养阴，轻者甘寒生津，百合配北沙参、天花粉、麦冬等；重者咸寒滋阴，生地黄配玄参、白芍、阿胶、鳖甲、龟甲等 2. 全身阴虚、局部痰结的多发性纤维脂肪瘤、结节性甲状腺肿时，百合地黄也可以防止祛痰药伤阴	1. 防病传：积极治疗 2. 防药损：生地黄生血，而胃气弱者服之恐妨食；中寒有痞、易泄者禁；百合地黄配生牡蛎、滑石、仙鹤草等，预防凉润导致腹泻 3. 间治法：（1）泉水清热利小便，给邪出路且不伤阴；（2）益气以生津，百合地黄配西洋参、党参、黄精等	百合地黄汤主之＝百合证＋地黄辅助＋泉水给邪出路且反佐

一、狐惑甘草泻心汤原文八步法分析（表11）

甘草泻心汤见《金匮要略·百合狐惑阴阳毒证治第三》狐惑病第10条，讲的是狐惑病不能食、脓未成的治疗，是一个与《伤寒论》甘草泻心汤不一样的用法。

【原文】狐惑之为病，状如伤寒，默默欲眠，目不得闭，卧起不安，蚀于喉为惑，蚀于阴为狐，不欲饮食，恶闻食臭，其面目乍赤、乍黑、乍白。蚀于上部则声喝（一作嗄），甘草泻心汤主之。

甘草泻心汤

甘草四两（炙）　黄芩三两　干姜三两　半夏半升（洗）　大枣十二枚（擘）　黄连一两　人参三两

上六味，以水一斗，煮取六升，去滓，再煎取三升。温服一升，日三服。（《金匮要略·百合狐惑阴阳毒证治第三》10）

第一步，观其脉证。

原文可分为三段，依次为全身状态、狐惑病的主症以及本条的主症。

第一段，全身状态："狐惑之为病，状如伤寒，默默欲眠，目不得闭，卧起不安。""状如伤寒"指本病初起，有恶寒、发热等症，因病情进展较快，与太阳伤寒类似。精神不振、想睡觉，是由于烦躁或者眼部蚀烂导致目不得闭、不能入睡，所以"卧起不安"。

第二段，狐惑病的主症："蚀于喉为惑，蚀于阴为狐，不欲饮食，恶闻食臭，其面目乍赤、乍黑、乍白。""蚀于喉为惑，蚀于阴为狐"指咽喉与前后二阴皮肤、黏膜有腐蚀、溃烂。"不欲饮食，恶闻食臭"，指食欲差、不想吃东西，甚至厌恶闻到食物的气味。"其面目乍赤、乍黑、乍白"有两个含义，一，"面目"是偏义复词，偏"面"，"乍赤、乍黑、乍白"指面色变幻不定；二，"面目"是偏义复词，偏"目"，"乍赤、乍黑、乍白"指眼睛部位蚀烂的规程，湿热初起为赤色、酿脓时显暗黑、溃脓后脓呈乳白色，与条13"初得之三四日，目赤如鸠眼；七八日，目四眦黑。若能食者，脓已成也，赤豆当归散主之"叙述的眼睛部位酿脓、成脓、溃脓的变化过程一致。

第三段，本条主症："蚀于上部则声喝（一作嗄）"，蚀烂在咽喉，损伤声门，会导致声音嘶哑。

总之，本条依次叙述的临床表现可总结为三条。一，全身一般症状，可以用"状如伤寒"来概括；二，狐惑病的主症："蚀于喉为惑，蚀于阴为狐，不欲饮食，恶闻食臭，其面目乍赤、乍黑、乍白"，可以用"蚀于上下"来概括；三，本条主症为"蚀于上部则声喝"，蚀烂在咽喉，损伤声门，会导致声音嘶哑。

第二步，知犯何逆。

本条病机为湿热虫毒循经蚀于上下。具体讲，狐惑病该条原文依次叙述的三组临床表现，提示本病病机也对应了三个层次：一，"状如伤寒"，提示全身湿热郁遏、化热而又损伤阳气；二，狐惑病主症，湿热虫毒蚀于上下，而以湿为主导、集中在脾胃，见胃热、脾寒、中焦虚损的局部病机；三，湿热虫毒损伤最集中的部位在咽喉。

一，"状如伤寒"，提示全身湿热郁遏、化热而又损伤阳气。谭日强云："本病系由湿热郁遏而成，湿为阴邪，可有恶寒，热为阳邪，可发低热，故其表现，状如伤寒。"（《金匮要略浅述》）湿邪郁遏有两个方面的表现：一是郁遏气机、损伤阳气，故见恶寒、畏寒；二是郁遏化热，可见发热。此与外感病恶寒、发热类似，故曰"状如伤寒"。需要注意，狐惑病恶寒发热持续时间长，反复不愈，且兼见口腔溃疡。

"默默欲眠，目不得闭，卧起不安"，同样也是湿郁化热、湿伤阳气的表现。湿郁化热、湿热内蕴，伤其营血，上扰心神则烦；因烦，神明失主，故虽想睡而不能入睡，目不能合，呈现"卧起不安之状"；湿伤阳气、不能休息，故疲乏无力、情志冷漠。

二，狐惑病主症，湿热虫毒蚀于上下，而集中在脾胃，局部病机为胃热、脾寒、中焦虚损。

狐惑病主症是口腔、前后二阴以及眼睛部位的皮肤黏膜蚀烂。即原文"蚀于喉为惑，蚀于阴为狐"。病位在"喉"与"阴"，是人体幽隐、潮湿之处，易为湿热虫毒所侵袭、腐蚀。病性是湿热虫毒，赵以德的分析十分详细："狐惑病，谓虫蚀上下也。世谓风中有虫，凡虫自风生固矣。然风阳也，独阳不生，必有所凭而后化。盖因湿热久停，蒸腐气血而成瘀浊，于是风化所腐为虫矣。设风不由湿热，而从寒凉者，肃杀之气，纵然腐物，虫亦不化也。由是知此病也，虫生于湿热败气瘀血之中，其来渐矣，遇极乃发。"

赵氏认为，本病导致咽喉、二阴皮肤黏膜蚀烂的病机为湿热腐败气血、风于瘀浊中生虫。这是古代中医对本病的认识。既然该病是虫毒之病，何以名狐惑？森立之先生考证，"狐"与蛊毒的"蛊"，为音同假借；"惑"，与"蜮"音同、假借。蜮《说文》"螫也"，虫叮咬的意思。

该病的病机关键在湿邪。湿郁化热，郁遏气机、损伤阳气，见胃热脾寒或上热下寒。胃热征象，如反复发作的口腔溃疡；脾虚征象，如腹泻，食欲差，就是原文所说的"不欲饮食，恶闻食臭"。当湿热虫毒腐蚀眼部时，湿热蕴结为赤色、酿脓为黯黑、脓溃为乳白，即原文"其面目乍赤、乍黑、乍白"。总之，狐惑病的主症提示，湿热虫毒以湿为主、主要集中在脾胃，湿郁化热、湿伤阳气在脾胃的表现可以是胃热、脾寒、中焦气虚。

三，湿热虫毒损伤最集中的部位在咽喉。本条的主症是"蚀于上部则声喝"，蚀烂在咽喉，损伤声门，会导致声音嘶哑。此病相当于白塞病。白塞病有急性有慢性、多慢性发病；一般口腔在先、皮肤其次，眼常在最后。严重时累及咽喉，即本条"蚀于上部则声喝"。蚀烂在咽喉，损伤声门，会导致声音嘶哑。这是本条的主症，因为这是湿热虫毒腐蚀口腔黏膜至咽喉的严重情况，损害数目少而面积大，症状严重、愈合缓慢。

综上所述，本条病机为湿热虫毒循经蚀于上下。具体讲，狐惑病该条原文依次叙述的三组临床表现，提示本病病机也对应了三个层次：一，"状如伤寒"，提示全身湿热郁遏、化热而又损伤阳气；二，狐惑病主症，湿热虫毒蚀于上下，而以湿为主导、集中在脾胃，见胃热、脾寒、中焦虚损的局部病机；三，湿热虫毒损伤最集中的部位在咽喉。

第三步，辨识未病。

主要有三点：一，湿邪郁遏而化热，故清热时不可以郁遏气机，否则热会越清越重；二，湿热已经损伤阳气，温阳不助邪、清利不伤阳是必须要注意的；三，扶正祛邪是治疗的关键。

第四步，策略选择。

与百合病相同，狐惑病也是在体表而不能用汗法的疾病。治疗策略也是"随证治之"（在病机分析基础上的对症治疗）、反治法以及避免损害脾胃功能。具体的治法为清热解毒、燥湿杀虫，兼扶正祛邪。

第五步，随证治之。

本条以"蚀于上部则声喝"为主症，对症治疗的药物是生甘草。仲景用甘草有两种，一种是炙甘草，补气，长肌肉、主羸瘦，比如前边治疗湿病的甘草附子汤、《伤寒论》呕利痞以虚寒下利为主症的甘草泻心汤。另一种是生甘草，可以清热解毒、治咽痛。

咽痛，张仲景多用甘草。《伤寒论》《金匮要略》中治咽痛有 8 张处方，其中7 张方含有甘草。尤其是《伤寒论》明确提出"少阴病二三日，咽痛者，可与甘草汤"，提示咽痛是甘草主治。这种咽喉的疼痛感，多伴有干燥感、热灼感，局部多充血、红肿。后世治疗咽痛的复方中，也大都含有甘草，如《圣济总录》以单味甘草治疗热毒肿，舌卒肿起，满口塞喉，气息不通，顷刻杀人。后世的玄麦甘桔汤，用甘草、桔梗、玄参、麦冬同用，治疗慢性咽痛也有效果。也就说，本条的主症是"蚀于上部则声喝"，口腔溃疡波及咽喉、声门，这是一个生甘草证。当然，甘草的作用是在黄芩、黄连、干姜、半夏以及参枣等作用基础上的。尤其是半夏主咽喉不利，"蚀于上部则声喝"也是半夏证。

第六步，治病求本。

本条病机为湿热虫毒循经蚀于上下。狐惑病主症提示，湿热虫毒蚀于上下，而以湿为主导、集中在脾胃，见胃热、脾寒、中焦虚损的局部病机，这个病机结构与《伤寒论》半夏泻心汤类方结构类似，可以在半夏泻心汤、甘草泻心汤或生姜泻心汤中选择。第五步确定"蚀于上部则声喝"为生甘草证，故可以甘草泻心汤为基本方，只是需要将《伤寒论》甘草泻心汤中的炙甘草改为生甘草。同时，为加强补虚扶正的作用，再增加人参三两，这就组成了狐惑病的甘草泻心汤。

第七步，治疗未病。

随证治之，黄芩、黄连清热解毒、燥湿杀虫，湿热虫毒导致的皮肤、黏膜的蚀烂是黄芩、黄连证。而同样燥湿杀虫的辛温燥热的半夏、干姜则是反佐，防止黄芩、黄连苦寒郁遏阳气、损伤阳气。而人参、大枣既可以补虚，又可以扶正祛邪、促进疾病痊愈，可以起到间接祛除湿热的作用。

第八步，依法合方。

第五步确定本条主症"蚀于上部则声喝"为生甘草证；第六步由胃热、脾寒、中焦气虚的病机可以确定基本方为半夏泻心汤类方，需要扶正祛邪而加人参、需要针对主症而确定基本方为甘草泻心汤，再改炙甘草为生甘草；第七步提示干姜、半夏除了燥湿杀虫，还具有反佐黄芩、黄连的作用，而人参、大枣可以补虚，也可以扶正祛邪。其处方思路为：一，在针对胃热、脾寒、中焦虚损的病机选择了半夏泻心汤类方；二，针对主症，口腔、咽喉严重的溃疡、蚀烂而将甘草泻心汤中的炙甘草换为生甘草；三，治未病用辛燥反佐苦寒、甘药扶正祛邪。

表 11　狐惑甘草泻心汤原文八步法分析表

观其脉证	知犯何逆	辨识未病	策略选择
1. 全身：狐惑之为病，状如伤寒，默默欲眠，目不得闭，卧起不安 2. 主症：蚀于喉为惑，蚀于阴为狐，不欲饮食，恶闻食臭，其面目乍赤、乍黑、乍白。蚀于上部则声喝 3. 未病：状如伤寒	1. 全身病机：湿热郁遏化热而又损伤阳气 2. 主症病机：湿热虫毒蚀于上下，而以湿为主导，集中在脾胃、咽喉 3. 未病病机：不可误用汗法	未病：状如伤寒 1. 病传：损伤正气 2. 药损：寒凉郁遏，不可误用汗法 3. 间治：扶正祛邪	1. 随证治之 2. 反治法 3. 清热解毒，燥湿杀虫，兼扶正祛邪

随证治之	治病求本	治疗未病	依法合方
湿热虫毒性咽喉蚀烂＝生甘草、半夏证	黄芩、黄连、干姜清热解毒、燥湿杀虫	1. 防病传：甘草、人参、大枣防止外邪入里 2. 防药损：半夏、干姜则是反佐黄芩、黄连 3. 间治法：人参、大枣扶正祛邪	甘草泻心汤＝芩连证＋生甘草半夏证＋干姜反佐＋人参、大枣扶正

二、甘草泻心汤临床应用八步法分析（表 12）

甘草泻心汤功能补中和胃，消痞止利。本方由甘草四两（炙）、黄芩三两、干姜三两、半夏半升（洗）、大枣十二枚（擘）、黄连一两、人参三两组成，即半夏泻心汤重用甘草。甘草泻心汤在《伤寒论》治虚痞、在《金匮要略》治狐惑。狐惑由湿热虫毒，腐蚀气血而成。该方寒热并用，以辛开苦降之力，收清热解毒，燥湿杀虫之功。方中黄连、黄芩苦寒降泄清热，解毒燥湿杀虫；干姜、半夏辛温开结，降逆散寒；党参、甘草、大枣甘温益气，补虚扶正，诸药合用，甘温升补与苦寒降泄并用，具有标本兼治之功。

该方现代临床应用多从原文主治病症拓展而来，如本方主治狐惑病，相当于现在的白塞病，其治疗范围由白塞病口腔、二阴皮肤溃疡拓展到其他以黏膜与皮肤溃疡为主症的疾病，甚至是其他黏膜、皮肤疾病；由原文"默默欲眠"拓展到神经系统疾病，而由"不欲饮食"拓展到消化系统疾病。

（一）甘草泻心汤治疗狐惑的现代应用

原文中狐惑病相当于白塞病，下面我们结合白塞病重新分析甘草泻心汤原文及其应用要点。

原文第一句，"狐惑之为病，状如伤寒"，这是湿邪郁遏日久，一方面湿郁化热，患者可以有发热，另一方面湿遏气机、伤阳气，也可以见到恶寒，所以原文说"状如伤寒"。这里的发热，持续时间长，反复发作，用抗生素治疗无效，用激素治疗有效，如果伴有口腔溃疡，就可以大致判断是白塞病，治疗可以用甘草泻心汤加柴胡、青蒿。青蒿可以用到30g。

"默默欲眠"可以由疾病长期不愈，患者情绪消沉，引起"目不得闭，卧起不安"，睡眠差、没精神；也可以是合并了神经系统损伤，其发病率在8.2%~26.6%。《生生堂治验》载"16岁独生女，已经订婚，患有奇病。每日夜间，家人入睡后，则暗自起床，翩翩起舞，其舞蹈姿势，绝妙娴雅，恰似名演员舞蹈。余偷观之，舞姿各式各样，随曲调变换而舞，时间一到即止，入床就寝，翌日早晨，照常起床，如一般人而无异常。即使与其提起此事，亦毫无记忆。祭狐仙与祈祷等均无用，唯恐婆家得知退婚，故前来请先生医治。先生听后，认为此证即狐惑病（精神病之一种，此为梦游病）。诊察之后，与甘草泻心汤，数日此奇病治愈，平安结婚，已生小孩。"又载："一妇女不知柜中有猫，而加盖。二三日后掀盖时，猫因饥饿而张牙舞爪，盯着妇女冲出。因过度惊恐，而患奇病，从起居动作直至发声，均酷似猫（此即着魔）。先生朋友清水先生因听了先生上述之话，与甘草泻心汤，此病亦愈。"

"目不得闭"，可以因为烦躁不安，也可因为眼睛部位有蚀烂。白塞病43%见到眼损害。眼睛损害，见结膜炎、巩膜炎、葡萄膜炎等。出现这些损害，眼睛闭上会不舒服，所以"目不得闭"。

"卧起不安"，可以是睡眠障碍，也可由关节疼痛引起。出现关节疼痛，可以用甘草泻心汤合桂枝汤或防己黄芪汤，寒性疼痛严重可以加制附子，热象重加银花、黄柏。后世认为半夏反附子，所以要延长煎煮时间，把所有的药一起煎一个小时以上。

"蚀于喉为惑，蚀于阴为狐"，白塞病口腔损害占99.0%，生殖器损害占73.6%。伴有生殖器损害，可以在甘草泻心汤基础上加苦参、地肤子，严重时合四妙丸。

"不欲饮食，恶闻食臭"，白塞病不仅口腔、咽喉以及下口肛门出现溃疡，整个消化道都会有炎症。严重的病例，死亡后解剖，从口腔到肛门都有严重的溃疡。故该病会饮食异常，甚至见上热下寒、中焦气虚有湿的呕、利、痞。这里的下利是虚寒性的下利。所以甘草泻心汤证的特点就是上有湿热虫毒的口腔溃疡，下有虚寒性的下利，可以概括为脾阳虚寒的干姜体质见到了湿热虫毒的芩连、生甘草证。其特异性表现是舌象。由于有下寒、脾阳虚寒，阳气不足，无力蒸腾水湿于上而形成舌苔，所以舌象可以见到舌红苔薄或舌红少苔，而不是通常的舌红苔黄腻。

"其面目乍赤、乍黑、乍白"有两个含义：一指面色变幻不定，白塞病皮肤损害发病率为 97.4%，如结节性红斑，偶发于面部可以是"赤"色。合并结节性红斑，可用甘草泻心汤合用麻杏苡甘汤。二指眼睛部位蚀烂的过程，即条 13 "初得之三四日，目赤如鸠眼；七八日，目四眦黑。若能食者，脓已成也"。眼睛部位酿脓、成脓、溃脓的过程中，眼部病变的颜色依次为红色、黑色和白色。合并眼损害，可合用赤豆当归散。

"蚀于上部则声喝"，这是甘草泻心汤证的主症，是生甘草证，也是半夏证。所以使用甘草泻心汤要保证生甘草和半夏的用量，一般要在 20g 以上。这是取效的关键。

以上是我们结合白塞病分析了甘草泻心汤的应用。用甘草泻心汤以口腔溃疡为主症，病机为胃热脾寒、中虚有湿。总体特点是干姜体质见芩连甘草证，口腔溃疡兼虚寒性下利，或者不下利而舌红苔薄苔少。

（二）甘草泻心汤证的主症拓展

本方是治疗湿热虫毒所引起狐惑病的常用方剂。现代临床应用范围，可以看作主要由"蚀于上部则声喝""默默欲眠"和"不欲饮食"等三个症状拓展而来。

1. 由"蚀于上部则声喝"，拓展到黏膜疾病

如复发性口腔溃疡、产后口腔糜烂、乳头糜烂、药物过敏引起的咽部及龟头糜烂症、胃及十二指肠溃疡等疾病。主症还拓展到皮肤病、口腔疾病，如带状疱疹、痤疮、口腔炎、口腔黏膜白斑、口腔扁平苔藓等。口腔溃疡，反复发作、缠绵难愈，兼见脾虚的大便溏泄或便秘，用甘草泻心汤会得到缓解，治愈率很高，不易复发。如果用甘草泻心汤无效，可改用三黄泻心汤。痤疮，也可以见到胃热、脾虚兼有腹泻，或易由寒凉药物引起腹泻的情况，此时用甘草泻心汤及其类方治疗，加生薏苡仁加强祛湿，见脓头时加蒲公英、土茯苓。无论有无腹泻，甘草泻心汤治疗痤疮，典型的舌象是舌红苔薄或舌红少苔。如果见到舌红苔黄腻而且大便干燥，这是脾胃湿热，可以用温胆汤合千金苇茎汤、薏苡附子败酱散或大黄牡丹汤治疗。痤疮见于额头是肾火上炎，用知柏地黄汤治疗。

2. 由"默默欲眠"拓展到神经官能症、梦游病、神经衰弱及失眠等

日本汉方家根据"狐惑之病，状如伤寒，默默欲眠，目不得闭，卧起不安"的条文而将甘草泻心汤用于治疗精神性疾病。

3. 由"不欲饮食，恶闻食臭"，拓展到消化系统疾病

如急性胃肠炎、反流性食管炎、肠胃神经官能症、肠易激综合征、消化性溃疡、糖尿病胃轻瘫、胃虚便秘等。

（三）甘草泻心汤证的病机拓展

甘草泻心汤在《伤寒论》治虚痞，上热下寒、中虚有湿的呕利痞；在《金匮要略》治疗狐惑，以湿热虫毒腐蚀气血，口腔、前后二阴及眼部皮肤、黏膜形成蚀烂、溃疡为主症。二者的病因病机不同，但二者结合，便能把握该方的病机与临床表现特点。上热、胃热为标，可以表现为胃热的呕吐、痞满，也可以是胃热的口腔溃疡、痤疮；下寒、脾虚的表现，可以明、可以暗，即可以有明确的脾阳虚的腹泻、下利，也可以不见腹泻，而是隐藏在暗处，可以有寒凉药物诱发的腹泻，或者是脾虚的便秘。这种情况，甘草泻心汤证容易被误认为脾胃实热，而用三黄泻心汤类治疗，徒伤脾阳，胃热反而会变得更重。

（四）甘草泻心汤的治未病特点

首先，本方证寒热、虚实夹杂，祛邪不伤正、扶正不敛邪是必须的。其次，湿邪郁遏而化热，清热不可以寒凉郁遏，否则热会越清越重。第三，必须扶正祛邪。最后是不要误诊，即不要把脾阳虚表现为苔薄或少苔，无虚寒下利，甚至有阳虚便秘的寒热错杂证，误认为纯实热的三黄泻心汤证。甘草泻心汤中的干姜、半夏、人参、大枣，有呕利痞时是治已病，没有呕利痞时是预防、是间接治疗，是治未病。

（五）甘草泻心汤的治法与治略特点

甘草泻心汤的用方策略，一是要把握疾病病机由实到虚的演变，虚象明显时，有合用补中益气汤和金匮肾气丸的机会。二是突出主症与主药，生甘草、半夏的用量相对于其他药物要足够大。三是全身状态、脾阳虚的处理要拿捏分寸，不能无、亦不得过。

综上所述，甘草泻心汤为狐惑病脓未成的主治方剂，现在可以用来治疗白塞病。其中的主症，口腔至咽喉的溃疡是生甘草和半夏证，临床应用上主症的拓展，多从口腔、咽喉的溃疡拓展到其他部位皮肤的溃疡，以及疱疹、痤疮等皮肤疾病。其病机集中在脾胃，脾胃湿热与阳虚兼见，可以表现为胃热、脾寒、中焦气虚生湿，在口腔溃疡基础上见到呕吐、痞满和虚寒性下利；典型的舌象不是湿热典型的舌红苔黄腻，而是湿热兼气虚的舌红苔薄或舌红少苔。甘草、芩连清热解毒、燥湿杀虫，干姜、半夏反佐，即见到呕、利，干姜半夏能够止呕、止利；无呕、无利，干姜半夏可温阳降逆，防止黄芩、黄连苦寒伤阳，导致呕吐、下利。而人参等药物扶正祛邪的作用同样重要。

我把甘草泻心汤的应用要点编了歌诀，帮助大家记忆。

狐惑甘草泻心汤，上热下寒有溃病；
已未有无呕利痞，舌红苔薄是无阳。

表12　甘草泻心汤临床应用八步法分析表

观其脉证	知犯何逆	辨识未病	策略选择
1.全身：恶心纳差，心下痞满，腹鸣便溏，脉细弱，舌红苔薄或舌红少苔 2.主症：(1)狐惑病；(2)黏膜、皮肤病；(3)神经系统疾病；(4)消化系统疾病	1.全身病机：湿热兼气虚 2.主症病机：上热下寒，胃热脾寒，或中虚有湿，湿郁主导 3.未病病机：上热下寒，清热易伤阳气	未病：上热下寒，清热易伤阳气 1.病传：损伤正气 2.药损：寒凉郁遏；不可误用汗法 3.间治：扶正祛邪	清热解毒、燥湿杀虫，兼扶正祛
随证治之	治病求本	治疗未病	依法合方
1.白塞病，加柴胡、青蒿；苔薄腻，四逆散加茵陈 2.关节疼痛，合桂枝汤或防己黄芪汤，寒性疼痛加制附子，热象重加银花、黄柏 3.生殖器损害，加苦参、地肤子，严重时合四妙丸 4.眼损害，合赤豆当归散	黄芩、黄连、干姜清热解毒、燥湿杀虫	1.防病传：甘草、人参、大枣防止外邪入里 2.防药损：半夏、干姜则是反佐黄芩、黄连 3.间治法：人参、大枣扶正祛邪	甘草泻心汤 =芩连证+生甘草半夏证+干姜反佐+人参、大枣扶正 1.虚象明显，合补中益气汤或金匮肾气丸 2.生甘草、半夏用量足够大 3.脾阳虚的治疗不得过

一、历节桂枝芍药知母汤原文八步法分析（表13）

桂枝芍药知母汤见《金匮要略·中风历节病脉证并治》历节病第8条，讲的是历节病身体尪羸、脚肿如脱，风寒湿郁而化热伤阴证的诊断与治疗。

【原文】诸肢节疼痛，身体尪羸，脚肿如脱，头眩短气，温温欲吐，桂枝芍药知母汤主之。

桂枝四两　芍药三两　甘草二两　麻黄二两　生姜五两　白术五两　知母四两
防风四两　附子二枚（炮）

上九味，以水七升，煮取二升，温服七合，日三服。（《金匮要略·中风历节病脉证并治》条8）

第一步，观其脉证。

这一条有五个症状，与前面的原文一样，这五个症状也是按照全身状态、主症和风险提示三组临床表现叙述的。

全身症状，"诸肢节疼痛，身体尪羸"，多个关节疼痛而身体瘦弱、虚弱病态。主症是"脚肿如脱"，多个关节肿大疼痛，尤其是踝关节肿大疼痛，就像从身体脱落了一样。风险提示是"头眩短气，温温欲吐"，是头眩短气，恶心欲吐。这两个症状也是全身症状，出现在最后，是提示用药风险。

以上是桂枝芍药知母汤证在第8条的五个临床表现。如果加上第4条"历节黄汗出，故曰历节"和第9条的"黄汗出，胫冷；假令发热，便为历节也"，本方证的临床表现就包括：多个关节疼痛，尤其是踝关节肿大疼痛，就像从身体脱落了一样，同时伴有发热、关节周围有黄色液体渗出，而下肢却是寒冷的；全身状态差，身体瘦弱、虚弱病态，且头眩短气，恶心欲吐。

第二步，知犯何逆。

本证病机系在肝肾筋骨亏虚基础上外感寒湿痹阻关节，在外郁而化热伤阴，症见关节肿大疼痛、脚肿如脱；在内湿热流于三焦，导致头眩短气，恶心欲吐，发热，且身体虚弱、形体消瘦。具体讲，"诸肢节疼痛"提示外风寒湿，邪气侵袭肌表、流于关节、不通则痛。"身体尪羸"则是由邪气痹阻，三焦不利，营卫虚损且运行不利，肢体肌肉失于气血濡养、温煦导致。如条 9"味酸则伤筋，筋伤则缓，名曰泄；咸则伤骨，骨伤则痿，名曰枯。枯泄相搏，名曰断泄。荣气不通，卫不独行，荣卫俱微，三焦无所御，四属断绝，身体羸瘦，独足肿大。"

《内经》云"热盛则肿"。风寒湿邪侵袭阻闭关节，化热以后引发过多的水湿留滞在关节，导致关节肿大疼痛。尤以踝关节为甚，故见"独足肿大""脚肿如脱"。

"头眩短气，温温欲吐"是胃虚痰饮，浊阴上泛之象。胃气不足，津液停滞而成痰饮，清阳不升、浊阴蒙蔽清窍则眩晕，阻闭升降则短气，胃气上逆则欲吐。结合条"三焦无所御"，一些注家以"头眩短气"是病在上焦、"温温欲吐"是病在中焦、"脚肿如脱"是病在下焦，认为此病为三焦痹阻之证。

条 4"寸口脉沉而弱，沉即主骨，弱即主筋，沉即为肾，弱即为肝"，表明本证有素体肝肾筋骨亏虚。故本证病机可以概括为：在肝肾筋骨亏虚基础上，外感寒湿痹阻关节，在外郁而化热伤阴，在内湿热流于三焦，外为邪阻、内里亏虚，构成一个本虚标实、寒热错杂的病证。

第三步，辨识未病。

1."头眩短气"，提示本证有正气不足，攻邪不要伤正。
2."温温欲吐"，提示胃虚有痰饮，用药时注意不要害胃。
3. 类似湿病，不可以过汗。

第四步，策略选择。

本条病机为风寒湿郁而化热伤阴，治法需要散风寒湿、清热、养阴。大法与湿病相同，为微汗法。同时，还要针对本虚标实、寒热错杂的病机整体的特点，参合扶正祛邪、以胃气为本等原则。

第五步，随证治之。

本条主症是"脚肿如脱"，为风寒湿邪郁闭在踝关节、郁而化热引起，是麻黄、防风、石膏证。麻黄、防风散风寒湿，知母清热以散结。《神农本草经》记载知母："主消渴热中，除邪气肢体浮肿，下水，补不足，益气。"胡希恕先生认为知母可以散结。

第六步，治病求本。

"诸肢节疼痛，身体尪羸"，在全肝肾亏虚、阳气不足基础上，外感的风寒湿阻闭肌表、关节。这个情况与湿病 24 条甘草附子汤最为接近。《金匮要略》湿病、历节的 8 个方证，从麻黄加术汤、麻杏苡甘汤、防己黄芪汤、桂枝附子汤、白术附子汤、甘草附子汤到桂枝芍药知母汤、乌头汤，邪气及疾病主症越来越重，而体质与全身状态越来越虚损、不足。甘草附子汤证的主症为"骨节疼烦，掣痛不得屈伸，近之则痛剧"，表里阳气俱虚，为附子证；"汗出短气，小便不利，恶风不欲去衣，或身微肿者"，提示攻邪不要伤正，需要控制附子的剂量。否则，附子温助阳气的同时，也会温散阳气、损伤阳气。甘草附子汤证这个全身表里阳气俱虚的状态，经方家概括为甘草体质。甘草补气、缓急止痛。《神农本草经》载炙甘草"长肌肉"，《伤寒论》多个方剂中配伍了炙甘草，主治汗吐下误治引起的气液损伤。气液损伤，必形瘦肤枯。炙甘草补气阴、"长肌肉"，故主治羸瘦。

本条"诸肢节疼痛"是附子证，而"身体尪羸"是甘草体质，故用甘草附子汤。甘草附子汤组成有甘草（二两，炙）、附子（二枚，炮，去皮）、白术（二两）、桂枝（四两，去皮），而本方四药均有，除白术五两、不是二两，其余三药剂量亦同。

第七步，治疗未病。

1. "头眩短气"，提示本证有正气不足，攻邪不要伤正。要控制附子、麻黄的剂量，要中病即止，及时减停这些药物。

2. "温温欲吐"，提示胃虚有痰饮，用药时注意不要害胃。《伤寒论》条 316 真武汤证方后注："若呕者，去附子，加生姜，足前成半斤"，说明使用附子要求脾胃健运，否则就去附子、加生姜温胃化饮，或不去附子、加生姜温胃化饮来反佐。

3. 本病类似湿病，不可以发汗太过。白术益气除湿，芍药敛营，二者都有止汗作用，共同防止麻黄等辛散药物发汗太过。桂枝芍药知母汤比甘草附子汤多了麻黄和防风这两个发汗药，所以将白术剂量由二两增到五两。

第八步，依法合方。

第五步确定主症为知母证，知母清热散结，配麻黄、防风散风寒湿。第六步确定全身状态为甘草附子汤证，只是欠三两白术。第七步治未病，用生姜温胃化饮、防止附子害胃；将白术从甘草附子汤的二两增加到五两，与芍药一同防止麻黄等药发汗太过。最后依据微汗法整合为桂枝芍药知母汤，可以认为是甘草体质见附子、知母证。

下面是桂枝芍药知母汤的歌诀，希望能对大家有所帮助。

> 桂枝芍药知母汤，脚肿如脱历节方，
>
> 风寒湿邪郁化热，肝肾亏虚羸瘦尪；
>
> 热盛则肿知母证，痛羸甘草附子汤，
>
> 麻桂术芍微汗法，欲吐用附佐生姜。

表13　历节桂枝芍药知母汤原文八步法分析表

观其脉证	知犯何逆	辨识未病	策略选择
1. 全身：诸肢节疼痛，身体尪羸 2. 主症：脚肿如脱 3. 未病：头眩短气，温温欲吐	1. 全身病机：阳虚感受风寒湿，肌表气血不通则痛 2. 主症病机：邪郁化热，热盛则肿 3. 未病病机：胃虚痰饮，浊气上泛之象	未病：头眩短气，温温欲吐 1. 病传：损伤肝肾 2. 药损：不伤正，不害胃；类似湿病，不可以过汗 3. 间治：行血祛风，温阳散寒，益气除湿	通阳行痹，祛风逐湿，和营止痛 1. 标本补泻 2. 微汗法 3. 胃气为本
随证治之	治病求本	治疗未病	依法合方
主症："脚肿如脱" = 知母 + 麻黄、防风	阳虚感受风寒湿，肢节疼痛，身体尪羸 = 甘草附子汤（欠白术三两）	1. 防病传：甘草、芍药、桂枝补中气，防止外邪入里 2. 防药损：生姜五两，防附子害胃；术三两，益气止汗；芍药，敛营止汗 3. 间治法：桂枝汤调补脾胃，补充营卫以解表	桂枝芍药知母汤主之 = 甘草附子汤 + 知母 + 麻黄、防风 + 生姜和胃 + 术、芍止汗

二、桂枝芍药知母汤临床应用八步法分析（表14）

桂枝芍药知母汤功能祛风除湿、散寒通阳、清热消肿。该方由桂枝四两、芍药三两、甘草二两、麻黄二两、生姜五两、白术五两、知母四两、防风四两、附子二枚（炮）组成，主治风寒湿郁而化热的历节病。《金匮玉函经二注》云："桂枝治风，麻黄治寒，白术治湿，防风佐桂，附子佐麻黄、白术。其芍药、生姜、甘草亦和发其营卫，如桂枝汤例也。知母治脚肿，引诸药祛邪益气力；附子行药势，为开痹大剂。"

历节病相当于现在的类风湿关节炎，桂枝芍药知母汤在现代中医临床中是治疗类风湿关节炎的专方。当然，该方也治疗其他疾病，如骨伤科疾病、皮肤病以及心脏病、肺炎、肾炎、肝硬化腹水等疾病。

（一）桂枝芍药知母汤治疗历节的现代应用

类风湿关节炎（RA）是一种病因未明的慢性、以滑膜炎为主的全身性疾病。其特征是手、足小关节的多关节、对称性、侵袭性关节炎症，经常伴有关节外器官受累及血清类风湿因子阳性，可以导致关节畸形及功能丧失。依照其病机演变与主症特点，类风湿关节炎可以划分为五个时期。第一个时期，风寒湿邪侵袭而未化热，以滑膜炎出现之前的初期炎症反应为主，见疲劳、全身不适、食欲减退和体重下降，持续低热，淋巴结病和轻度关节症状；第二个时期，风寒湿化热，出现滑膜炎症，关节疼痛、发热而未肿大；第三个时期，风寒湿化热、引起水湿聚集于关节，见滑膜炎症和滑膜破坏，见关节红肿热痛而未畸形；第四个时期，疾病日久、肿痛反复发作，侵蚀软骨、骨质，损伤筋骨导致关节肿痛、畸形并见；第五个时期，关节畸形而肿痛不再明显。

桂枝芍药知母汤证的原文主症为"身体尪羸，脚肿如脱"，相当于类风湿关节炎以上五个时期的第三个时期，关节红肿热痛而未见畸形。其应用可以拓展到第二期和第四期。

1. 类风湿关节炎关节肿大的处理

风寒湿郁而化热，引起水湿聚集，久则形成痰浊阻滞，这是类风湿关节炎关节肿大的机制。治疗宜清热、祛湿、化痰。首先，"热胜则肿"。如果关节肿大而皮肤发红、发热明显，病机偏热，应当增强该方的清热作用，在知母基础上适当加入黄芩、黄柏、石膏、大黄等清热药物。《北京市老中医经验选》载用大黄、生石膏治类风湿关节炎红肿热痛之实热证，对消除关节肿痛、降低血沉等有较好效果，尤其适宜于病初，关节红肿热痛，大便燥结，血沉快者。而类风湿关节炎见顽固性的热盛证，需要长期服用清热药物，此时应该首选银花、连翘等作用柔和的药物。银花、连翘，不似芩、连、胆草等药物苦寒，有久服伤胃的副作用，两药既能清气分热邪，又可解血中热毒，久服还没有害胃的弊端。

其次，湿聚则肿。关节肿大的第二个原因是水湿的聚集。祛湿大法有二：一是发汗、微汗法，如本方用麻黄、桂枝、防风配芍药、白术，可以发散风寒湿；二是利小便，可以在本方加茵陈、防己、薏米、萆薢、蚕沙等药祛湿通络。

最后，痰结则肿。关节肿大的第三个因素是痰浊结滞。赵绍琴先生认为："此皆因外邪久留，经络闭阻，致气血津液停滞而为痰为饮。凡关节肿大疼痛多属有形之邪留滞其间，痰浊、水饮、瘀血皆其类也。类风湿之关节肿大，或为梭形肿大，如指关节病变；或为关节肿胀，凸起一块，如腕踝关节病变，然其并无骨质增生，但有关节腔水肿或软组织增生。况其肿胀可反复发作，其为痰饮甚明。此等痰饮生于经络之中，留于关节之内，徒以健脾燥湿化痰亦不能速去。当治以涤痰通络之法，选用性滑利善走窜之品，组成开窍通关之猛剂，以涤除骨节间之留痰浊饮。"这里推荐赵绍琴先生的五子涤痰汤，即三子养亲汤加冬瓜子、皂角子而成。方用苏子 10g，白芥子 6g，莱菔子 10g，冬瓜子 10g，皂角子 6g（或用皂角代皂角子亦可）。

以上从热、湿、痰三个方面分析了关节肿大的原因与用药，可以作为桂枝芍药知母汤的加减法，在临床应用中合入该方。

2. 类风湿关节炎桂枝芍药知母汤证的病机、表现与处理

桂枝芍药知母汤证系在肝肾筋骨亏虚基础上，外感寒湿痹阻关节，本虚标实，寒热错杂。全身为虚寒的甘草附子汤证，局部为风寒湿郁而化热的知母、麻黄、防风证。当然，寒热错杂在局部也有表现，如关节红肿热痛、但局部畏寒，或自觉发热触之不热、皮肤出现红斑，但四肢末梢遇寒则厥冷变色，肢体关节屈伸不利、得温则舒等。

如邪气损及筋骨，导致痰瘀结毒、损伤络脉、伤及肝肾筋骨，出现本方证兼见关节畸形时，适当于本方加入祛痰、化瘀、通络、补肝肾、强筋骨之品。祛痰浊可以用五子涤痰汤，化瘀可以用桃红四物汤及乳香、没药等，通络可以用全蝎、蜈蚣、地龙、䗪虫等，补肝肾、强筋骨可以用桑寄生、生杜仲、续断、淫羊藿、鹿角霜等。常用的药对有活血化瘀类如桃仁、红花，乳香、没药，痰瘀同治类如䗪虫、白芥子，补通合用类如生黄芪、地龙，鹿角霜、䗪虫等。

3. 类风湿关节炎桂枝芍药知母汤证的治未病要点

桂枝芍药知母汤是治疗类风湿性关节炎的专方，一方面是因为它有非常好的消肿止痛作用，另一方面，该方可消除关节肿大，对于预防关节畸形有重大意义。类风湿关节炎最大的危害是关节畸形和功能丧失。关节畸形起于关节肿大，防止关节肿大是预防畸形的关键。从这个角度分析，桂枝芍药知母汤有非常重要的既病防变的预防治疗意义。

4. 类风湿关节炎桂枝芍药知母汤证的治疗策略

原著该方治疗风湿历节，在微汗法基础上体现了扶正祛邪、胃气为本等治疗策略。具体到类风湿关节炎，还要注意三点。一是分期论治，热证出现前的第一期，依照一般痹证处理，可以用我们总结的湿病的方系，麻桂加术附乌方系。畸形出现至第七期，病至晚期，症见关节肿大变形，周围肌肉萎缩，屈伸不利，运动受限。此属痰瘀互结，导致络脉瘀阻、肝肾损伤，治疗较为棘手。治宜涤痰化瘀并举，兼以补肝肾强筋骨。用独活寄生汤加虫类通络之品，或用五子涤痰汤参入补阳还五汤意，加生黄芪 30g，炒地龙 10g，再酌用桑寄生、生杜仲、续断、淫羊藿、鹿角霜等补肝肾、强筋骨之品。或为丸服，以图缓效。二是治疗关节肿痛以祛除痰浊有形邪气为主导。三是对于每次发作要先祛实后补虚。善后固本、防止复发是关键中的关键。

该方与湿病的麻桂加术附乌方系比较，增加了清热类药物，如知母、黄芩、黄柏、银花、连翘等。为方便记忆，可以用知母代表清热类药物；用全蝎来代表全蝎、蜈蚣、地龙等虫类通络药；用桑寄生来代表桑寄生、生杜仲、续断等补肝肾强筋骨药物。治疗湿病与历节的整体方案可以命名为"麻桂加术附乌、知蝎寄方系"。

（二）桂枝芍药知母汤证的主症拓展

该方治疗历节的主症是"脚肿如脱"，为知母、麻黄、防风证以及"诸肢节疼痛"的附子证。其拓展的主症也由附子、麻黄、知母三个药证决定。三个药证的主症可以同时存在，也可以一个或两个为主，其他则治疗病机、体质或未病。如以附子、麻黄的痛症为主症，兼有知母证的红肿等热象，如该方治疗急性痛风性关节炎，能够迅速改善急性痛风性关节炎症状，同时具有良好的消肿作用；或没有热象，知母起到的是反佐的作用，如本方治疗坐骨神经痛、颈椎病、颞下颌关节紊乱症、落枕、膝关节僵硬、肩周炎、腱鞘炎、慢性膝关节滑膜炎、梨状肌综合征、非创伤性股骨头坏死、腰椎管狭窄及慢性腰肌劳损等骨伤科疾病。

以知母证为主症，如局部的热性的炎症，在病位上要求是麻黄的体表或肺部病变，在性质上有阳虚的附子体质，如有报道该方以川乌、草乌易附子，加细辛、马钱子、生石膏治疗变应性亚急性败血症；以及经过化裁后治疗脱疽糖尿病足、老年肺部真菌感染、耐药性深部真菌感染等。

以麻黄证为主症，如皮肤、肢体等体表病症与肺病，除了兼有知母证热象外，本方证还需见阳虚的附子体质或附子证。如应用于治疗皮肤病，本方合逍遥散治疗大面积色素沉着；加蝉蜕、白鲜皮治疗久治不愈之荨麻疹、红斑性肢痛症、特发性水肿、紧张性头痛；本方合济生肾气丸、当归芍药散可治疗肾病综合征，肝硬化腹水之腹胀、肢肿，风湿性心脏病之全身肿胀、动则喘甚及湿热下注之阴部瘙痒难忍等。

（三）桂枝芍药知母汤证的病机拓展

该方证的典型病机为本虚标实、寒热错杂。本虚的一面，原本肝肾亏虚，又感受邪气痹阻三焦，使营卫气血化生无源，肝肾阴阳的亏虚更加严重，表现为身体羸瘦；标实的一面，外感风寒湿侵袭关节、郁而化热，导致关节疼痛、肿大。其病机可由寒热错杂扩展到纯寒或纯热性的痹证。如果将知母、芍药等寒凉药物作反佐之用，整个病机可以是寒性的；相同的道理，如果将附子、桂枝等温热药物作反佐之用，整个方证的病机可以是热性的。

（四）桂枝芍药知母汤的治未病特点

该方中有寒热、补泻、散敛等几对矛盾的配伍关系。其中，若病机与主症仅见矛盾双方一方的药证，则另一方是反佐作用。如上述本方用于治疗纯寒痹时，知母、芍药等寒凉药物为反佐；用于治疗热痹时，附子、桂枝等温热药可散邪之痛，也可以反佐。本方用麻黄、桂枝、防风等发散，用白术、芍药等止汗以防止麻黄等药发散太过；用附子、麻黄等攻邪，用白术、芍药补气阴，生姜化饮和胃，防止攻邪药物伤正、害胃。

（五）桂枝芍药知母汤的治法与治略特点

原著中本方治疗风湿历节，在微汗法基础上体现了扶正祛邪、胃气为本等策略；现代临床在治疗类风湿关节炎时，应用本方体现了分期论治、祛除有形邪气为主和先实后虚、善后固本等策略。在其他应用中，该方还会有其他组方、用药的策略，这需要具体问题具体分析。

表 14　桂枝芍药知母汤临床应用八步法分析表

观其脉证	知犯何逆	辨识未病	策略选择
1. 全身：头眩短气，恶心欲吐，发热，且身体虚弱、形体消瘦 2. 主症：（1）类风湿关节炎；（2）骨伤科疾病；（3）局部的热性炎症；（4）皮肤、肢体等体表病症与肺病	1. 全身病机：肝肾筋骨亏虚 2. 主症病机：风寒湿郁而化热 3. 未病病机：肝肾亏虚，痰瘀入络	未病：肝肾亏虚，痰瘀入络 1. 病传：损伤肝肾 2. 药损：不伤正，不害胃；类似湿病，不可以过汗 3. 间治：行血祛风，温阳散寒，益气除湿	通阳行痹，祛风逐湿，和营止痛 1. 分期论治 2. 关节肿痛以祛除痰浊有形邪气为主导 3. 每次发作要先祛实后补虚，善后固本、防止复发是关键中的关键
随证治之	治病求本	治疗未病	依法合方
主症： "脚肿如脱" = 知母 + 麻黄、防风 知母证 = 局部热性炎症，酌加黄芩、黄柏、石膏、大黄或金银花、连翘	阳虚感受风寒湿，肢节疼痛，身体尪羸 = 甘草附子汤 1. 补肝肾用桑寄生、生杜仲、续断、淫羊藿、鹿角霜等。 2. 祛痰瘀、通经络： （1）祛痰用五子涤痰汤； （2）化瘀用桃红四物汤及乳香、没药； （3）通络用全蝎、蜈蚣、地龙、䗪虫。	1. 防病传：甘草、芍药、桂枝补中气，防止外邪入里 2. 防药损 （1）寒痹，知母、芍药反佐；热痹，附子、桂枝反佐； （2）白术、芍药反佐麻黄、桂枝、防风； （3）生姜防附子害胃； 3. 间治法：桂枝汤调补脾胃，补充营卫以解表	桂枝芍药知母汤主之 = 甘草附子汤 + 知母 + 麻黄、防风 + 生姜和胃 + 术芍止汗

一、虚劳桂枝加龙骨牡蛎汤原文八步法分析（表15）

桂枝加龙骨牡蛎汤见《金匮要略·血痹虚劳病脉证并治第六》虚劳病第8条，讲的是男子失精、女子梦交的治疗。这是一条有肾虚表现、但没有补肾治疗的条文。

【原文】夫失精家，少腹弦急，阴头寒，目眩，发落，脉极虚芤迟，为清谷、亡血、失精。脉得诸芤动微紧，男子失精，女子梦交，桂枝龙骨牡蛎汤主之。（《金匮要略·血痹虚劳病脉并治第六》·8）

桂枝　芍药　生姜各三两　甘草二两　大枣十二枚　龙骨　牡蛎各三两

上七味，以水七升，煮取三升，分温三服。

第一步，观其脉证。

桂枝加龙骨牡蛎汤涉及的原文不只第8条，第3~9条原文都与本方有关。这个叙述方式与湿病的湿家相同。原文叙述的临床表现变异较大，其典型的全身状态为"失精家"，典型的主症为"男子失精，女子梦交"，而未病提示为"男子平人"。

首先，"失精家"有轻重之分。病情严重、复杂的，如条8兼见"少腹弦急，阴头寒，目眩，发落"；或者条4"男子面色薄者，主渴及亡血，卒喘悸，脉浮者，里虚也"，条5"男子脉虚沉弦，无寒热，短气里急，小便不利，面色白，时目瞑，兼衄，少腹满，此为劳使之然"。而病情相对简单的，如条6"手足烦，春夏剧，秋冬瘥，阴寒精自出，酸削不能行"，条7"无子，精气清冷"，条9"善盗汗也"。最简单的是条3"夫男子平人，脉大为劳，极虚亦为劳"，男子平人，除了脉象，没有其他异常表现。而条3的脉象"脉大为劳，极虚亦为劳"是虚劳诸脉象的总纲。

其次，典型的主症"男子失精，女子梦交"。有时并不以失精、梦交为主症，而以盗汗、卒喘悸等为主症。

最后，未病提示为"男子平人"。

第二步，知犯何逆。

本条的病机为阴损及阳、阴阳两虚而以阳虚阳浮为主。具体讲，失精损伤肾的阴精，阴损及阳而损失肾阳；肾的阴阳损伤会导致心阴阳两伤而虚损，而心阳虚浮会扰动心神、心神浮动引动肾阳不能密固，可使肾精不得密藏而遗失。这是一个恶性循环。

首先是全身状态、"失精家"。《金匮要略》称之为某某"家"者，一般有两种状态：一是病史长、病程缠绵；一是病势严重、病情急迫，此际即便病程短暂，亦可称之为"家"。本条失精家，即指经常梦遗、滑精之人。元代以后，医家多以朱丹溪所创立"相火说"分析遗精的病机，认为遗精之初大都有梦，即所谓梦遗，由君火不明、相火不位，君火、相火妄动引起；日久不愈，则无梦而遗，即所谓滑精，多由阳虚不能固摄导致。

仲景时代尚无相火说，男子精液相关理论有《内经》"肾藏精""阴阳之要，阳密乃固"及"男子八八"说。其要点有三。一，肾受五脏六腑之精而藏之。"丈夫八岁，肾气实，发长齿更；二八，肾气盛，天癸至，精气溢泻，阴阳和，故能有子……肾者主水，受五脏六腑之精而藏之，故五脏盛，乃能泻。"二，心主神明，心阳与心神启动肾阳，肾阳动、鼓动精液而出。此过程类似于"阳加于阴谓之汗"的汗液形成机制。三，五脏协同、共同完成，如肺主气、肝藏血而主筋等都发挥作用。邪气有余、正气不足都可能引发疾病。如心阳有余而化火、心阳不足而虚浮，都可以扰动心神、启动肾阳、引发遗精；肾阳有余，可迫精外泄，不足则不能密固而致精气脱泄。

"失精家"，经常梦遗、滑精之人，肾阴受损、阴损及阳导致肾阳虚，下焦失却阳气的温煦，会见到"少腹弦急，阴头寒"；肾阳虚而浮于上，肝血中有虚火扰动，见"目眩，发落"；"脉极虚芤迟，为清谷、亡血、失精"。芤脉，沉取、浮取有，中间没有，好像中空的芤草，主亡血；《内经》云："迟为在脏""迟则为寒"，故"脉极虚芤迟"是阴阳两虚而偏于阳虚的脉象，可见于亡血、失精。"下利清谷"，命门火衰、火不生土所致，也属阴阳两虚偏阳虚。

条3~9，涉及男子的病症均由阴阳两虚、阳虚阳浮引起。条3"夫男子平人，脉大为劳，极虚亦为劳"。脉极虚为阴血不足。《内经》"阳气者，烦劳则张"，阳虚则由烦劳而虚浮于外，见脉浮大无力。条9"男子平人，脉虚弱细微者，善盗汗也。"《诸病源候论》虚劳盗汗候云："盗汗者，因眠睡而身体流汗也。此由阳虚所致。"以为盗汗亦由阴阳两虚、阳虚阳浮不能固摄而成。

其次，主症"男子失精，女子梦交"亦由阳虚、阳浮，虚火扰动心神引起。"脉得诸芤动微紧"中的"动"，系虚火导致的心阳的浮动。《金匮翼》"动于心者，神摇于上，则精遗于下"，是"上虚不能制下"。失精损伤心肾，心肾损伤会引起失精，这是一个恶性循环，可长时间存在，故有"失精家"一说。

最后是"男子平人"。"男子"，提示劳伤与性行为过度有关，亦提示年龄不大，十几岁，年龄还小，自复能力尚在；"平人"，说明心肾阴阳虽然已经虚损，但时短、病轻，尚未伤及形体。

总之，该条病机为阴损及阳、阴阳两虚而阳虚阳浮，病位在心肝肾，由心神、肝血、肾精为浮阳所扰而成。

第三步，辨识未病。

（1）虚劳不可峻补、急补。虚劳是长期的慢性衰弱性的疾病，急切之间难以取得疗效，故不可峻补、急补。

（2）男子女子，尤其是"男子平人"，一般不宜补肾。男子女子，年龄偏小，肾精亏虚的原因是耗损太过，不是生产不足，其肾精气自己恢复生产的能力很强，不需要补益。补肾，则肾精有余、肾阳更易扰心阳，心阳不宁而引发失精、梦交，使这两个症状加重。

第四步，策略选择。

本条治疗策略是补心而不补肾、补心以补肾虚。张景岳云："遗精之主宰在心，精之藏之在肾。"补心安神，君相火宁，失精、梦交得到控制，肾精不再损伤、精气得到恢复，使"上实而能制下"，打破"失精与心肾虚损"的恶性循环。

（1）不治虚劳。阴阳两虚、阳虚阳浮的虚劳状态是长期的慢性衰弱性的疾病，急切之间难以取得疗效，而主症"男子失精，女子梦交"，既是阴阳两虚、阳虚阳浮的结果，也是导致全身阴阳两虚、阳虚阳浮的原因。阴阳两虚的虚劳全身状态，可以留待以后缓缓图之。

（2）不补肾虚。如前所言，这个年龄，肾虚是假象，肾的精气自复能力强，去除损伤后可以自复，而妄补则诱发失精、梦交，使病情加重、肾精气更虚。

（3）选择补心。失精、梦交是病家日日为之所苦的主症。该主症在本病情中地位特殊，既是本条阴阳两虚证的起始之源，又为本病病情预后之兆，更会日益加剧虚损的病情。心阳得补，不妄浮动，则不妄启肾阳；肾阳安定，则肾精安宁，五脏六腑精气得藏而自生。

第五步，随证治之。

主症"男子失精，女子梦交"，由阳气与心神虚浮导致，治宜潜敛浮阳、安神固精，用龙骨和牡蛎。《金匮要略广注》云："失精梦交，神魂不定，精气虚脱也。《经》云涩可去脱，龙骨牡蛎之属。盖龙骨属阳，入心肝肾三经，以心藏神，肝藏魂，肾藏精与志，用之所以安神魂而定志。牡蛎属阴，入肾经，壮水之主以制阳光，则相火自熄，此益阳养阴之主方也。"

第六步，治病求本。

（1）肾阴阳两虚，主治的方剂为肾气丸。

（2）心阳虚损，宜桂枝汤。《难经》"损其心者，调其营卫"。

第七步，治疗未病。

（1）虚劳不宜峻补、急补，也不易获效，故先治主症、后治虚劳状态，这是先易后难的策略。

（2）男子女子，肾虚不得轻补。故肾气丸不用。

（3）温阳即固阴。"失精梦交皆劳伤阴分之证，何以不单用养阴药而用此汤？不知病虽伤阴，而实在亡阳，故用桂枝、龙骨等益阳之药，夫阳生则阴固矣，此制方之精义也。"

第八步，依法合方。

第五步确定主症"男子失精，女子梦交"，需要潜敛浮阳、安神固精，用龙骨和牡蛎；第六步依据心肝肾阴阳两虚的病机，可以确定补肝肾阴阳用肾气丸，补心阳虚损用桂枝汤；第七步治未病，男子、女子不宜用肾气丸；最后一步依法合方，用桂枝加龙骨牡蛎汤。全方调营卫而补心阳虚损，潜浮阳而安神敛精；舍肝肾亏虚而不补，是治疗策略的关键。

本方为因心阳虚浮导致的心神不安、肾精不固而设，没有补益肝肾的功能。这是由治未病而舍弃了对肝肾亏虚的治疗。后世注家多不明此理，将舍弃的肝肾两虚病机归到桂枝加龙骨牡蛎汤证，认为桂枝加龙骨牡蛎汤可调和阴阳、"大补肝肾"。这样机械地"方证相应"，不符合原著诊治思路，亦无益于临床应用。

表 15 虚劳桂枝加龙骨牡蛎汤原文八步法分析表

观其脉证	知犯何逆	辨识未病	策略选择
1. 全身：夫失精家，少腹弦急，阴头寒，目眩，发落，脉极虚芤迟，为清谷、亡血、失精。脉得诸芤动微紧 2. 主症：男子失精，女子梦交 3. 未病：男子女子	1. 全身病机：心肾阴阳两虚的恶性循环，即肾阳虚浮－心阳虚浮－扰神－失精梦交－损阴及阳－肾阳更虚浮。上虚不能制下 2. 主症病机：心神、肝血、肾精均虚损且为虚阳所扰 3. 未病病机：肾虚而自复能力强	未病：男子女子 1. 病传：心肾更损伤。 2. 药损：肾虚而自复能力强，补肾易加重病情；虚劳不可峻补 3. 间治：补心、安神而肾虚自复	补心、安神而肾虚自复 1. 慢病轻治 2. 胃气为本 3. 先治易后治难，虚劳后图 4. 男子年少，肾气止耗则易复
随证治之	治病求本	治疗未病	依法合方
主症"男子失精，女子梦交"为心阳虚浮导致，为龙骨、牡蛎证 龙骨、牡蛎潜阳安神，收敛固涩	损其心者，调其营卫；心、肝、肾、肺、脾阴阳两虚、阳虚阳浮，宜肾气丸合桂枝汤	1. 防病传：积极治疗 2. 防药损：男子、女子年龄偏小，肾虚而自复能力强，补肾易加重病情，故不宜用肾气丸 3. 间治法：补心、安神而肾虚自复，宜桂枝汤	桂枝龙骨牡蛎汤主之 ＝肾气丸合桂枝汤－肾气丸＋龙骨、牡蛎

二、桂枝加龙骨牡蛎汤临床应用八步法分析（表 16）

桂枝加龙骨牡蛎汤功能调和阴阳，潜镇摄纳。该方由桂枝、芍药、生姜、甘草、大枣、龙骨、牡蛎组成，为桂枝汤加龙骨、牡蛎而成。桂枝汤典型的主治是太阳中风表虚证，这里桂枝汤调和营卫，不是为了解肌祛风，而是为了补心阳的虚损，再佐以龙骨、牡蛎，有潜阳安神、固脱止遗之效。

该方现代临床应用于男科、妇科疾病，以及神经官能症、神经衰弱等精神疾病，冠心病、心律失常等循环系统疾病，肠炎等消化系疾病，咳喘等呼吸系疾病，小儿夜啼等儿科疾病，以及自汗、盗汗、尿频等病证。这些疾病可以从原文主治中推衍出来。

（一）桂枝加龙骨牡蛎汤治疗遗精的现代应用

1. 桂枝加龙骨牡蛎汤证的主症特点

遗精指在非人为情况下发生精液频繁遗泄的病症。其中，睡眠中因梦而遗者为梦遗；无梦而遗，甚则清醒时精液遗泄的为滑精。遗精为中医病名，在西医仅是某些疾病的症状。遗精当区分生理性和病理性遗精。生理性遗精为精满自溢，是正常生理现象。病理性遗精指未婚成年男子遗精次数频率达到每周 2 次以上，或已婚男子在正常性生活情况下仍经常遗精，甚则在清醒状态下精液遗泄者；有伴随症状，如失眠、多梦、记忆力减退、精神不能集中、头晕耳鸣，甚则出现阳痿、早泄等精神、神经等异常。该病多因劳心太过，欲念不遂，饮食不节，恣情纵欲等引起。基本病机为精室被扰，精失固摄，病变脏腑责之于肾、心、肝、脾；临床辨证应分清虚实、辨别脏腑病位，治疗应以补虚涩精，祛邪止遗为原则。

桂枝加龙骨牡蛎汤非但是最早的治疗遗精的方剂，其调和、温通的功效，可以广泛应用于虚实各型遗精病中。

（1）实证遗精，初病时以君相火旺、心肾不交，或者湿热下注，治疗应清心安神、清热利湿、疏泄相火，宜黄连清心饮合三才封髓丹，或萆薢分清饮。若肾阳偏弱、兼勃起不坚，或脾阳偏弱兼大便不成形、易腹泻，或心阳偏弱、兼遗精频繁、心神不宁者，合用桂枝加龙骨牡蛎汤，顾护肾、脾、心之阳气。

（2）虚证遗精，如脾虚不摄，遗精频作，劳则加重，甚则滑精，伴食少便溏，少气懒言，舌淡苔薄白，脉虚无力，治法宜益气健脾、摄精止遗，可选用妙香散合水陆二仙丹，或补中益气汤；肾虚不固，久遗不止，甚则滑精，腰膝酸软，伴形寒肢冷，阳痿早泄，夜尿频数或小便不利，治法宜温肾益精、固涩止遗，可选用右归丸合金锁固精丸等。二者均可合桂枝加龙骨牡蛎汤，温通心脾肾气、固涩收敛精液。

桂枝加龙骨牡蛎汤证由龙骨、牡蛎证与桂枝汤证构成。遗精为龙骨、牡蛎证，而全身表现则主要由桂枝证决定。桂枝汤调和营卫、温通心阳，故桂枝加龙骨牡蛎汤证可见遗精及心阳虚损的表现；桂枝汤调和脾胃、补益中气，故该方证可见遗精及腹泻等脾胃阳虚的表现；桂枝汤温通、辛散阳气，可以解除肝气郁结，故该方证可见遗精及肝气郁结的表现；桂枝汤温通经脉、温补肾阳，故该方证可见遗精及肾阳虚表现。这是该方证的临床表现特点，也是临床应用拓展的思路。

2. 桂枝加龙骨牡蛎汤证的病机与体质特点

首先是该方证的病机特点。遗精的生理、病理与治法要点，张景岳概括为"遗精之主宰在心，精之藏之在肾"。具体讲，精生于五脏、藏于肾、启于心、动于肝、病在五脏、首治在心。桂枝加龙骨牡蛎汤治疗遗精时，需要注意以下三个病机特点。

第一，该方证的病机为心肾阳虚、阳浮的心肾不交。心肾不交有虚实两种，第一种心肾不交是心火与肾水不能正常交通。心有所慕，情动于内，意淫于外，所愿不遂，心阴暗耗，心阳独亢，寐则神不守舍，淫梦所扰，精关失固而外泄或心火亢盛，不能下交于肾，肾水不能上济于心，心肾失交，水亏火旺，下扰精室亦令梦遗。这是通常所说的心肾不交，是朱丹溪创相火论后衍生出来的学说。

仲景时代没有相火理论，阴阳的关系可以用《内经》"阴者藏精而起亟也，阳者卫外而为固也""凡阴阳之要，阳密乃固"等理论来分析。心、脾、肝、肾的阴阳两虚、阴损及阳而阳虚阳浮是原著桂枝加龙骨牡蛎汤证比较准确的疾病描述。这个病机中的心肾阳虚浮、不能潜藏于肾，也叫作心肾不交。《金匮方歌括》把这个方剂的治法概括为"坎离救治在中爻"，可以理解为这个意思。这是第二种心肾不交，由阳虚阳浮导致。

由此，大脑皮质中枢过于兴奋、思想无穷导致的遗精，就可以划分虚实两类：一类是实证，属于君相火旺，舌质红苔可薄黄，用黄连清君火、黄柏泻相火，代表方剂有交泰丸、黄连清心饮与三才封髓丹；另一类是虚证，就是本方的阳虚阳浮、扰动心神引动肾精不固，舌淡苔白、薄而不腻。也就是说，使用桂枝加龙骨牡蛎汤时，要注意与君相火旺的心肾不交鉴别，桂枝证与黄连、黄柏证进行鉴别。

第二，心神、心脏都可以损伤。遗精会伴随神经衰弱、失眠健忘等精神神经症状，可以损伤心神。心神受损，日久可以导致心脏的损伤，出现早搏、心律失常等心脏疾病。桂枝加龙骨牡蛎汤对遗精导致的心神、心脏损伤都有治疗作用，病情严重时需要将二者区分治疗。如心神受损，兼肝气郁结的抑郁症等，可以合用柴胡剂，如柴胡龙骨牡蛎汤；如果是心脏受损，可以合用党参、丹参、苦参组成的三参饮。

第三，该方证遗精既可以是非炎症性的，也可以是炎症性的。遗精可以起始于精神心理因素，对性刺激过于敏感，容易沉迷于色情图书等刺激，或手淫过度、性交过度使大脑皮层对性的兴奋过度增强，同时也使前列腺持续充血，脊髓射精中枢过度兴奋、容易激惹；而前列腺持续充血容易诱发前列腺炎，并可发展为精囊炎等，炎症过程充血、水肿可以刺激射精中枢，诱发遗精。也就是，非炎性遗精可以转化为炎性遗精。而前列腺炎等遗精开始为湿热型，湿热之邪循经下扰精室，开合失度，以致精液因邪扰而外泄；久则湿热伤阴，导致阴虚火旺；再重则阴阳两虚、阳虚不固，肾本身亏虚，失于封藏固摄之职，以致精关失守，精不能闭藏，因虚而精液滑脱不固。桂枝加龙骨牡蛎汤证是阴阳两虚、阳虚不固的轻证，前面我们强调的病位在心，是精神心理性遗精，是非炎症性的。这里要说明的是：肾阴阳两虚的轻证、初期，尤其是肾已经虚损，但不需要补益，在终止损伤的情况下可以自行恢复状态，也是桂枝加龙骨牡蛎汤证。总之，桂枝加龙骨牡蛎汤证的病机特点为心肾阴阳两虚、阳虚阳浮，而心的虚损为真，肾的虚损轻且可自复而为假。

其次是桂枝加龙骨牡蛎汤证的体质特点。这个方证的主症是龙骨、牡蛎证，体质是桂枝体质。桂枝体质典型的特点就是心阳不足，素体卫气不足，平素有轻微的阳虚性的畏寒肢冷，体型偏瘦，皮肤偏白，动辄心悸、汗出，可以用"形寒"来概括。这个体质可以由遗精病造成，而遗精是桂枝体质的易患病证之一。《类聚方广义》本方条曰："禀性薄弱之人，因色欲过多则血精减耗，身体羸瘦，面无血色，身体常有微热，四肢倦怠，唇舌干燥，小腹弦急，胸腹动甚，及至于穷，不死何待？若以此方长服，严慎闺房，保啬调摄，则能肉生于骨，可望回生。"这里的"禀性薄弱"就是指的桂枝体质。心属火，火不生土；心火为后天之火，肾阳、命火为先天之火，二火互根、互养，心阳虚而日久，则导致肾阳、命火虚损、不足，故桂枝体质多见脾胃阳气、肾阳、命门火衰。

最后是该方方证病机与体质的关系。该方方证容易发生在桂枝体质患者上，而桂枝体质的患者倾向于发生该方证的遗精。体质只是提示发病的倾向性，不是必然的，桂枝体质多见桂枝加龙骨牡蛎汤证的遗精，但不意味着桂枝体质的遗精只能是桂枝加龙骨牡蛎汤证。

3. 桂枝加龙骨牡蛎汤治疗遗精的未病特点

原著提示的未病，补肾法容易导致该方证的遗精加重，在现代临床依旧适用。中医认为遗精之病，以肾虚精关不固，或热扰精室为主要病机。遗精单纯属虚证者较少，尤其是病变初期，多为虚实夹杂，甚则以实证为主，故对遗精的治疗切忌一味补肾固涩，当分清虚实进行补泻。本病初期及青壮年患者，以实为主或虚实夹杂，当祛实或兼以补虚。若年老体衰，或遗精频繁，日久不愈，则形成滑精不固者，又当以补虚固精为主。

4. 桂枝加龙骨牡蛎汤的策略特点

首重治心是该方的策略特点。正常性行为的启动在心，终止也可以在心。所以张景岳说"精之藏制虽在肾，而精之主宰则在心"。不管生理病理、虚证实证，遗精都是心中的君火引动肾中的相火而成，故治疗遗精首先治心。《金匮要略》原著用桂枝加龙骨牡蛎汤治疗失精梦交，就是这个治疗策略。现代中医治疗本病应首先进行心理疏导，引导患者调摄心神，排除妄念，然后再辨证论治。治心神之方有沈尊生黄连清心饮、陈修园封髓丹等。

（二）桂枝加龙骨牡蛎汤证的主症拓展

该方的现代应用十分广泛。从《金匮要略》原著推导，这些主治病症的次序为男科病证、妇科病症，然后是精神心理疾病、循环系统疾病、呼吸系统疾病、消化系统疾病、泌尿系统疾病、儿科疾病以及其他疾病。其用方的关键为桂枝体质、桂枝证基础上见龙骨牡蛎证。

1. 男科疾病

本方可用于治疗遗精、梦遗、梦交、阳痿、性交恐惧症、男性不育、男性更年期综合征、男性脂溢性脱发、青少年遗尿等。

2. 妇科疾病

本方可用于治疗带下病其质清稀，阴中冷感，睡眠多梦，证属阳气不能温煦下元者，效果良好。尚治疗不孕症、更年期综合征、闭经、慢性宫颈炎、生殖道支原体感染、崩漏、产后血崩、流产刮宫后四肢关节疼痛屈伸不利等。另外，本方合二至丸治疗围绝经期综合征，能明显减轻患者的临床症状，而且毒副反应少。

3. 汗出异常

治疗自汗、盗汗。有用本方治疗房事过度致盗汗，疗效明显。用于治疗扩张型心肌病误用地塞米松所致时时自汗者有效；加黄芪、五味子治疗自汗伴尿自遗有效；加麻黄根、生黄芪治疗双手汗多如洗者有效。

4. 神经精神疾病

遗精症引起的其他病变，多为神经精神病变，如遗精引起神经衰弱、性神经官能症、抑郁症、强迫症，甚至精神分裂症等。本方可用于治疗失眠、夜惊、癫痫并奔豚气、神经衰弱、痫症及因惊恐所致书写不能等症。本方合甘麦大枣汤治疗阴损及阳之癔病；加磁石、龟甲治愈癫狂；加浮小麦治疗自主神经功能紊乱。由于精神高度紧张所致严重失眠，用本方治疗，效果确切。本方中以赤芍易白芍，加丹皮、小麦、枣仁治疗瘀热烦躁证，又可治疗尿频症。

5. 循环系统疾病

本方可用于治疗阵发性惊悸心悸、窦性心动过缓、房室传导阻滞、频发室性早搏、小儿心脏病等多伴有心律不齐者。以本方加党参、白术、琥珀、麦冬、五味子治疗阳虚寒凝之胸痹；加炮附子、细辛治疗脉迟证，均获良效。还可用于救治厥脱证。

6. 呼吸系统疾病

本方可用于治疗咳喘，小儿肺炎，某些体弱或病程长的肺炎患儿，其病机不在邪多，而在正虚，治宜补虚扶正，调和营卫，一律采用本方，疗效较好。并总结应用本方时必须掌握以下特点：①年龄幼小，体质素弱，病程长；②有汗而热不解，面色苍白，舌质淡嫩无华，脉象细软无力；③身热起伏不止，热势虽高，但无面赤、口渴、舌红、苔黄等化燥伤阴趋势；④全身有汗，汗性黏凉，汗后皮肤少温。

7. 泌尿系统疾病

本方可用于治疗遗尿、尿频、淋证。加益智仁、菟丝子治疗老年妇女之年老体衰、肾阳不足之遗尿证；合交泰丸治疗尿频症；加黄柏、知母、金樱子、沙苑子、芡实治疗阴阳两虚、湿热下注之劳淋证。

8. 消化系统疾病

本方加减可用于治疗肠易激综合征，脾胃虚寒之泄泻，以及反复胃脘疼痛或胸骨后灼热疼痛为主症的脾胃病。加附子治疗慢性非特异性结肠炎；加绛香、茯苓治疗胃肠神经官能症；合附子理中丸治疗慢性结肠炎。

9. 儿科疾病

此方加减可治疗婴儿腹泻、小儿支气管哮喘、小儿遗尿、小儿多汗症、儿童夜惊、儿童多动症、生长痛；加太子参、益智仁治疗小儿尿频；加天麻治疗抽动 – 秽语综合征；合玉屏风散、四君子汤治疗营卫不和、津液外泄之幼儿便秘。

10. 其他疾病

颈性眩晕、白细胞减少、有机磷中毒后遗症、格雷夫斯甲亢、周期性瘫痪、特发性水肿、面瘫伴有遗精、戴阳证、奔豚等。如加太子参、珍珠母、黄芪、山萸肉等治疗阴阳两虚、虚阳上浮之眩晕；加钩藤、夏枯草、枣仁、合欢皮等治疗血虚肝旺之眩晕；加党参、炙黄芪、炒白术、茯苓、陈皮、淮小麦等治疗心阳不足、脾虚湿滞眩晕；治疗气不归元，营卫不行之虚喘证；加陈皮治疗房劳感冒；加葛根、地龙、僵蚕治疗血虚阳亢兼风寒入侵后之头痛；加黄芪、蝉蜕及白鲜皮治疗周身瘙痒之风疹；加菟丝子、覆盆子、丹参等治疗脑动脉硬化。本方加减尚可治疗老年性不寐，观察发现单纯不寐型及胆气虚怯型效果较好。

（三）桂枝加龙骨牡蛎汤证的病机拓展

桂枝加龙骨牡蛎汤证的基本病机为阴阳两虚、阳虚阳浮，典型病位在心，是心阴阳两虚、阳虚阳浮。以上诸证发生在哪个系统，病位就拓展到哪个系统，形成肺、脾、肝或肾的阴阳两虚、阳虚阳浮证。

（四）桂枝加龙骨牡蛎汤证的未病与治略特点

该方拓展太过宽泛，未病与治疗策略应具体问题具体分析。

表16　桂枝加龙骨牡蛎汤临床应用八步法分析

观其脉证	知犯何逆	辨识未病	策略选择
1. 全身：禀性薄弱，形瘦肤白，动辄汗悸；伴失眠、多梦、记忆力减退、头晕耳鸣 2. 主症：男科、妇科疾病，心神、心脏病，脾胃疾病，肺系疾病，儿科疾病	1. 全身病机：心、脾、肾阳虚不能制下。 （1）心肾阳虚而浮的心肾不交；（2）心神、心脏都可以损伤 2. 主症病机：心神、肝血、肾精均虚损且为虚阳所扰 3. 未病病机	未病：男子女子 1. 病传：心肾更损伤 2. 药损：肾虚而自复能力强，补肾易加重病情；虚劳不可峻补 3. 间治：补心、安神而肾虚自复	调和营卫，解肌祛风或温补心阳，潜阳安神、固脱止遗 1. 慢病轻治 2. 胃气为本 3. 先治易后治难，虚劳后图 4. 男子年少，肾气止耗则易复

随证治之	治病求本	治疗未病	依法合方
龙骨、牡蛎潜阳安神，收敛固涩 1. 男子失精、女子梦交：温补心肾，加生杜仲、桑寄生；安神合用酸枣仁汤；涩精合水陆二仙丹或者刺猬皮 2. 心神受损兼肝气郁结，合柴胡剂；心脏受损，加党参、丹参、苦参	1. 损其心者，调其营卫；心肝肾肺脾阴阳两虚、阳虚阳浮，宜肾气丸合桂枝汤 2. 与阴虚火旺的黄连清心饮、三才封髓丹鉴别	1. 防病传：积极治疗 2. 防药损：男子女子年龄偏小，肾虚而自复能力强，补肾易加重病情，故不宜用肾气丸 3. 间治法：补心、安神而肾虚自复，宜桂枝汤	桂枝加龙骨牡蛎汤主之 = 肾气丸合桂枝汤或肾气丸 + 龙骨、牡蛎

麦门冬汤证 八步法分析

一、肺痿麦门冬汤原文八步法分析（表 17）

麦门冬汤见《金匮要略·肺痿肺痈咳嗽上气病脉证治第七》第 10 条，讲的是大逆上气、咽喉不利、虚热肺痿证的诊断与治疗。其特点为全身阴虚有热与局部的痰涎阻闭二者的病机性质相反。

【原文】大逆上气，咽喉不利，止逆下气，麦门冬汤主之。（《金匮要略·肺痿肺痈咳嗽上气病脉证治第七》·10）

麦门冬七升　半夏一升　人参三两　甘草二两　粳米三合　大枣十二枚

上六味，以水一斗二升，煮取六升，温服一升，日三夜一服。

第一步，观其脉证。

这条原文太短，只描述了主症；本篇第一条叙述了全身状态、非典型主症和风险提示。

首先是阴虚有热的全身状态，包括久咳伤气，咳嗽有痰，脉数虚等临床表现。本篇原文条 1 叙述了肺痿形成的原因、机制和临床表现。条 1 "问曰：热在上焦者，因咳为肺痿。肺痿之病何从得之？师曰：或从汗出，或从呕吐，或从消渴，小便利数，或从便难，又被快药下利，重亡津液，故得之。曰：寸口脉数，其人咳，口中反有浊唾涎沫者何？师曰：为肺痿之病。若口中辟辟燥，咳即胸中隐隐痛，脉反滑数，此为肺痈，咳唾脓血。脉数虚者为肺痿，数实者为肺痈。"

其次是本条的典型与非典型主症。典型主症为"大逆上气，咽喉不利"。"大逆上气"也作"火逆上气"，指剧烈的咳喘，伴有咽喉不利，即咽喉枯燥，痰涎胶着不去；非典型主症，即条 1 "口中反有浊唾涎沫"，提示虚热肺痿亦可痰多。《肘后方》说麦门冬汤"治肺痿咳唾涎沫不止，咽喉燥而渴"，亦表明该方证可以痰多。结合条 10 "咽喉不利"，痰少而黏为主症，条 1 "口中反有浊唾涎沫" 痰多，是该方证非典型主症。痰多时要关注舌苔，虚热肺痿的舌红少苔、舌光无苔的舌象需要具备。

最后是未病提示，条 1 的 "重亡津液"。

第二步，知犯何逆。

本方证病机为津伤肺热、痰阻气逆、久咳耗气为肺痿。

首先，全身病机、全身状态为重亡津液、热在上焦，因咳为肺痿，脉数虚。简单讲，即津伤有热，久咳伤气为肺痿。

其次，主症 "大逆上气，咽喉不利" 的病机为津虚肺热、肺热炼津成痰，痰阻气逆。注家以此咳喘由虚热、虚火引起，故将大逆上气，改为火逆上气，其实没有文献依据。虚火上炎、上逆的理论在仲景时期尚未形成，所以我们选择 "大逆上气"。

主症病机有阴虚与气虚两面，多数情况下，病机偏向于阴虚有热、燥痰阻闭，会见到本方证典型的主症，也就是大逆上气、咽喉不利。少数情况下病机偏气虚，肺气萎弱、无力疏布津液，津液积留在肺，也可以见到痰多。这是本方证有典型主症大逆上气、咽喉不利和非典型主症，"口中反有浊唾涎沫" 的原因。

最后，未病提示：条 1，"重亡津液" 提示气津两伤。

总之，本方证病机津伤肺热、痰阻气逆、久咳耗气为肺痿，其特点为全身阴虚肺热、局部痰阻气虚气逆。

第三步，辨识未病。

（1）病传：肺痿起于虚热，就则损伤阳气形成虚寒肺痿。

（2）药损：全身状态，条 1，重伤津液，已经有津液损伤，用药不要再有损伤；主症病机痰阻气逆是由肺热伤津、气虚失于疏布两个方面导致，治疗时既不可以伤津，也不可以不可耗气。

（3）间治：肺的气阴不足，需要补土生金、益气生津。

第四步，策略选择。

本方证病机津伤肺热、痰阻气逆、久咳耗气为肺痿，治法应为益气养阴、清热化痰、降逆止咳。以其全身阴虚有热、局部痰阻气虚气逆的特点，故在取舍与偏重上有以下两个治疗策略。

（1）痰阻与气逆之间，止逆下气，以祛有形痰阻为主。

（2）全身阴虚有热与局部的痰阻气逆之间，以补益全身的气阴为主。

第五步，随证治之。

本方证主症为"大逆上气，咽喉不利"，或非典型主症"口中反有浊唾涎沫"，由痰阻气逆造成，治疗宜祛除有形痰浊为主。本方选择了半夏，因为这是一个半夏证。

半夏祛痰降逆，主咽喉不利，如《伤寒论》少阴病咽痛诸方，有半夏散及汤、苦酒汤中用半夏；妇人杂病半夏厚朴汤治"咽中如有炙脔"的梅核气。故知此条主症"大逆上气、咽喉不利"是半夏证。《张氏医通》的作者张璐这么分析半夏的作用："当知火逆上气，皆是胃中痰气不清，上溢肺隧，占据津液流行之道而然。是以倍用半夏，更加大枣通津涤饮为先，奥义全在于此。若浊饮不除，津液不致，虽用润肺生津之剂，焉能建止逆下气之绩哉？俗以半夏性燥不用，殊失仲景立方之旨。"他强调，处理疾病主症的关键是半夏，半夏是其他益气生津药物起效的基础。

第六步，治病求本。

全身病机为津伤肺热、久咳耗气、肺气萎弱，治疗益气生津、清热降逆，可以用竹叶石膏汤去竹叶、石膏治疗。竹叶石膏汤去竹叶、石膏以后，药物组成与麦门冬汤相同，只是剂量不同。张路玉："此胃中津液干枯，虚火上炎之证……故于竹叶石膏汤。"

第七步，治疗未病。

（1）积极治疗，保胃气、护津液。

（2）麦冬反佐半夏：条1，重亡津液：大量麦冬配半夏，防止半夏伤阴、使燥痰更燥，难以咳出而加重咳喘；不用宣降肺气之品，只用半夏祛痰而降气，宣降肺气会损伤肺气。

（3）参、草补脾土气生肺金，益气以生阴津。张路玉："此胃中津液干枯，虚火上炎之证。凡肺病有胃气则生，无胃气则死。胃气者，肺之母气也。故于竹叶石膏汤……"即无论从病机还是间接治疗来分析，参、草、枣等益气、补脾胃，在本方中起到重要作用。

总的来讲，该方证形证相反，全身阴虚有热的状态与局部痰阻气逆是相反的，只用半夏祛痰降逆会对全身状态有损伤，所以要配伍、要反佐。喻嘉言称赞半夏的这个用法说："孰知仲景有此妙法，于麦冬、人参、甘草、粳米、大枣，大补中气，大生津液，此中增入半夏之辛温一味，其利咽下气，非半夏之功，实善用半夏之功，擅古今未有之奇矣。"

第八步，依法合方。

第五步"止逆下气"，用半夏祛有形痰浊为主；第六步养阴益气，用竹叶石膏去竹叶石膏汤；第七步，明确麦冬反佐半夏、参草枣间助麦冬。在第八步依法合方时，实现全身、局部以全身为主的策略。故重用麦冬，半夏用了一升，而麦冬用了七升。全方功能清养肺胃，止逆下气。方中麦门冬润肺养胃，并清虚火；半夏下气化痰，用量很轻，且与大量清润之药配伍，即不嫌其燥；人参、甘草、大枣、粳米养胃益气，使胃得养而气能生津，即所谓"培土生金"法。喻嘉言说："此胃中津液枯燥，虚火上炎之证，麦门冬汤乃治本之良法也。"（《医门法律·肺痈肺痿门》）

表17　肺痿麦门冬汤原文八步法分析表

观其脉证	知犯何逆	辨识未病	策略选择
1. 全身：条1热在上焦者，因咳为肺痿 2. 主症：大逆上气，咽喉不利；其人咳，口中反有浊唾涎沫 3. 未病：脉数虚	1. 全身病机：津伤肺热，久咳耗气而痿 2. 主症病机：气虚生痰、痰阻气逆、气逆耗气伤津；典型以津伤为主，不典型则耗气亦重 3. 未病病机：气阴两虚	未病：脉数虚 1. 病传：重亡津液－热在上焦－咳嗽日久－肺气损伤－津聚成痰－再久咳损伤阳气－肺阳不布且不固 2. 药损：祛痰不可伤阴，宣肺不可耗气 3. 间治：补土生金	止逆下气 ＝清养肺胃，降逆下气 1. 痰阻气逆，止逆下气，祛痰为主（主症） 2. 补益气阴，反佐祛痰，全身为重
随证治之	**治病求本**	**治疗未病**	**依法合方**
主症"大逆上气，咽喉不利；其人咳，口中反有浊唾涎沫"，为半夏证 半夏祛痰降逆，擅祛咽喉痰涎	津伤肺热，久咳耗气，宜养阴清肺，补益肺气： 1. 麦冬：养阴生津，润肺止咳 2. 人参：大补元气，补脾益肺	1. 防病传：积极治疗 2. 防药损：祛痰不可伤阴，宣肺不可耗气，用麦冬反佐半夏；不用宣肺之品 3. 间治法：人参、甘草、粳米、大枣补土生金	麦门冬汤主之 ＝麦门冬体质＋半夏证＋人参、甘草、粳米、大枣补气，补土生金 ＝重用麦冬，轻用半夏

二、麦门冬汤临床应用八步法分析（表18）

麦门冬汤功能清养肺胃，降逆下气。该方由麦门冬七升、半夏一升、人参三两、甘草二两、粳米三合、大枣十二枚组成。其中，祛痰涎、止逆下气，当用半夏；补虚润燥、健胃镇咳，且反佐半夏、防止半夏伤阴，则用大量麦冬；佐以人参、甘草、粳米、大枣补中益气，补土生金、治肺气之萎弱。此方在原著治疗虚火挟痰因而咳逆上气、咽中枯燥、痰涎黏着不去的虚热肺痿，而在现代中医临床治疗阴虚火旺、痰阻气逆的肺病、胃病、咽喉疾病等。

（一）麦门冬汤主治肺痿的现代应用

肺气萎弱不振，名肺痿。肺痿相当于西医的什么病？可轻可重，只要是咳嗽时间长了，耗损肺气，就可形成肺痿。重的，可以是肺纤维化、肺硬化或肺不张等；轻的，慢性支气管炎、支气管扩张，只要久咳耗气伤阴、出现气阴损伤，就可以诊断为肺痿。肺为娇脏。咳嗽超过 2 周，就会有肺气阴的损伤，需要在辨证选择定的方剂中，加入紫菀、川贝和北沙参来润肺、益气、化痰。

麦门冬汤治疗肺痿的现代应用有四个要点：一是确定该方证在病机链中的位点；二是抓住方证的典型表现；三是明确肺痿严重状态的体质特点；四是该方证与类似方证的鉴别。下面详细逐条论述。

首先是麦门冬汤证在肺痿形成的病机链中的位点。从原文条 1 与条 5、10 可以提炼出的肺痿形成过程为：重亡津液 – 热在上焦 – 咳嗽日久 – 肺气损伤 – 津聚成痰 – 久咳损伤阳气 – 肺阳不布且不固。即气阴两虚以阴虚肺热为主时是麦门冬汤证，肺气萎弱至阳虚不固时就形成了甘草干姜汤证。

根据病机与体质的演变，可以把肺痿形成分为三期。一、肺痿前期，以咳嗽为主症的疾病，发病时也许是风寒侵肺，后来郁而化热成痰热阻肺。二、虚热肺痿期，即麦门汤证期，痰热阻肺引起的咳嗽，失治误治，久咳损伤气阴，或者中西医药物过用导致津液损伤，如有些中成药的止咳药中含有甘遂等逐水药，或者西医治疗时过用沐舒坦等祛痰药，痰热阻肺就会衍变成阴虚肺热，舌苔会从舌红苔黄厚腻，转变为舌红少苔或舌光无苔。此时，疾病就到了虚热肺痿期。这个时期，如果再继续沿用清热化痰的方法治疗，不仅无效而且会加重。喻嘉言描述这个状态是"夫用降火之药，而火反升；用寒凉之药，而热转炽者，徒知与火热相争，未思及必不可得之数，不惟无益，而反害之"。三、虚寒肺痿期，即甘草干姜汤证期，条 5"肺痿吐涎沫而不咳者，其人不渴，必遗尿，小便数。所以然者，以上虚不能制下故也。此为肺中冷，必眩，多涎唾，甘草干姜汤以温之。若服汤已渴者，属消渴"。这一条将疾病进入虚寒肺痿的临床表现与病机讲得十分清楚。从阴虚有热兼气虚，到肺阳虚寒，不能输布津液导致津液积留于肺，又肺阳虚不能固摄而痰浊以涎沫的形式上溢于外，故见"肺痿吐涎沫而不咳"。《内经》水液代谢的过程："饮入于胃，游移精气，上输于脾，脾气散精，上归于肺，通调水道，下输膀胱。"肺阳虚不能固摄，也表现在小便上，"上虚不能制下"，会出现遗尿、小便数。

其次，麦门冬汤证的典型与两个非典型表现。麦门冬汤证阴虚肺热、痰阻气逆，典型表现是咳逆上气，咯痰不爽，口干咽燥，手足心热，舌红少苔，脉虚数。本方证多发生在外感热病的后期，如《金匮玉函经·伤寒瘥后篇》说"病后劳复发热者，麦门冬汤主之"，说明可以见到发热。但从经文来看，咽喉部的干燥发痒、咳痰不爽却是本方的识证要点。许多疾病可根据这一特点来选择本方。也就是说，局部症状本方证以痰少而黏、咯痰不爽的燥痰为特点，全身状态以阴虚有热的舌红少苔为特点。由此也就有了该方证两个非典型临床表现。

第一个非典型表现是咳嗽痰多，而非阴虚燥痰的痰少而黏、焦灼于咽喉而咯痰不爽。原文第一条："寸口脉数，其人咳，口中反有浊唾涎沫者何？"就讲的这个情况。其形成机制是气阴两虚而偏肺气虚、肺气不能输布津液引起。尽管痰多，而这个病证阴虚有热的性质未变，所以即使是咳吐浊唾涎沫，但舌象还是舌红少苔、舌光无苔。《肘后方》说本方"治肺痿咳唾涎沫不止，咽喉燥而渴"，也是描述的麦门冬汤证痰多的状态。需要说明的是，这个状态因为痰多，容易被误认为痰热阻肺或痰湿阻肺证。

第二个非典型临床表现为舌苔厚腻，而非舌红少苔的"沐舒坦舌"。其形成机制是阴虚燥热只限于肺、未损及脾胃，脾胃气阴尚未虚损而能形成舌苔。这个情况更不容易确认，病程长、久咳不愈和浊唾涎沫的痰的特点可以帮助辨认。

再次是严重状态下的麦门冬汤证的体质特点。轻证的肺痿可以没有体质变化，全身状态可以是"平人"。严重的肺痿就会出现全身状态的改变，如虚寒肺痿甘草干姜汤为羸瘦的甘草体质，虚热肺痿也可是气阴两虚的羸瘦体质。《松原家藏方》载："治虚劳咳逆，手足烦热，羸瘦骨立者，或咳血衄血者。"可见，本方在扩大运用时，当着眼于患者的体质，见形体消瘦、大病后或慢性病、老人、虚弱者之皮肤干燥或肌肉萎缩、大便易结等。

最后是麦门冬汤证的两个临床常见的鉴别方证。一是风燥咳嗽，咽痒而咳，与麦门冬汤证类似。该证由外感风燥引起，西医诊断为咳嗽变异性哮喘，或支原体性肺炎，临床表现以咽痒而咳，无痰少痰，遇寒、遇到刺激异味则发作，发则咳嗽剧烈，夜晚加重，舌淡苔白，脉浮。该病多失治误治，而长时间不能治愈。治疗可用燥咳汤：荆芥、防风各5g，桔梗、杏仁、紫菀、冬花，当归各10g，乌梅15g，地龙3g。久咳不愈，需扶正祛邪，合玉屏风散，加生黄芪15g，炒白术10g；心肺功能受损，出现心悸、汗出，合黄芪桂枝五物汤。二是非典型麦门冬汤证痰多，与痰湿咳嗽的鉴别。核心的区别在于，痰湿咳嗽痰多、苔腻，麦门冬汤证虚热咳嗽，即使痰多，苔少或无苔。痰湿咳嗽，可用三子养亲汤加减，咳嗽痰多，祛痰用苏子、炒莱菔子各10g，痰质地稀薄为寒痰，用炒白芥子，痰质地黏稠是热痰，用炒葶苈子；宣肺，寒痰用蜜麻黄，或桔梗、蝉蜕，热痰宣肺用桑白皮、白菊花；保护胃气，苔腻可以合二陈汤或温胆汤。注意，老人久咳，扶正祛邪加生黄芪，痰瘀同治加丹参。

总之，虚热肺痿麦门冬汤证在肺痿病机演变链的中间位置，其前可以是痰热阻肺，其后是虚寒肺痿；从痰热阻肺到虚热肺痿，麦门冬汤证存在于一个过渡状态，即痰热阻肺兼气阴两虚，此时沈绍功教授会在辨证处方中加入紫菀、川贝、北沙参；气阴两虚严重时可以出现全身羸瘦体质，一般偏于阴虚而见燥痰、痰少而黏、舌红少苔，不典型表现有偏气虚见痰多；而脾胃气阴尚可时苔厚腻；最后需要与风燥咳嗽、痰湿咳嗽相鉴别。

（二）麦门冬汤汤证的主症拓展

本方证主症是半夏证。半夏燥湿化痰、止呕、主咽喉不利。故麦门冬汤的拓展应用，其一是肺及其他部位的痰结之病，如上呼吸道感染、支气管哮喘等。该方不仅对咳逆上气有止咳之效，而且对老年慢性呼吸系统疾病的咯痰困难，或咽燥痰多咯出不易者有较好的疗效，可改善其倦怠、动则气急等症状。其二是消化系统疾病，如萎缩性胃炎、食管炎、胃下垂、消化性溃疡、膈肌痉挛、习惯性便秘等。其三是咽喉部疾病，如声音嘶哑、失音、口咽干燥症、声带息肉、反应性淋巴结增生症以及鼻咽癌、肺癌、喉癌、食道癌放射治疗引起的口舌咽干等毒副反应。对虚热引起的梅核气亦有较好效果。

（三）麦门冬汤证的病机拓展

本方证病机以全身阴虚有热、局部痰阻气逆为特点，全身病机由麦门冬主导。麦冬甘寒无毒，养阴清热，润肺清心，主治干咳痰稠难咳，伴咽干口燥，以及心烦、不眠等；其体质为气阴两虚、有虚热的羸瘦体质，舌红少苔、舌光无苔，脉虚数。

该方证的全身状态中，舌象意义重大，尤其是非典型主症"口中反有浊唾涎沫"出现时，舌红少苔、舌光无苔就成认证关键。这是半夏证见于麦冬体质的特征之一。该方证从虚热肺痿拓展到其他病症，"半夏证＋舌红少苔、舌光无苔的麦冬舌"依然是两个最核心的诊断指标。

（四）麦门冬汤的治未病特点

注意该方证误用其他治法可能的损伤。喻嘉言："此胃中津液干枯，虚火上炎之证，治本之良法也。夫用降火之药，而火反升；用寒凉之药，而热转炽者，徒知与火热相争，未思及必不可得之数，不惟无益，而反害之……本草有知母之名者，谓肺借其清凉，知清凉为肺之母也。有贝母之名者，谓肺借其豁痰，实豁痰为肺之母也。然屡施于火逆上气，咽喉不利之证，而屡不应，名不称矣。"

（五）麦门冬汤的治法与治略特点

本方证全身阴虚有热与局部痰阻气逆性质相反，其治疗策略的重点应该得到重视。如痰阻气逆，祛痰为主，不以宣降肺气为主，用半夏祛痰，并未配伍宣降肺气的药物；再如，全身阴虚有热、局部痰阻气逆，治疗重点在养阴清热，用七升麦冬配伍半夏，养阴清热防止半夏温燥伤阴。《本草新编》总结麦冬的用量说："但世人未知麦冬之妙用，往往少用之而不能成功为可惜也。不知麦冬必须多用，力量始大，盖火伏于肺中，炼干内液，不用麦冬之多，则火不能制矣；热炽于胃中，熬尽其阴，不用麦冬之多，则火不能息矣。"可见麦门冬汤必须重用麦冬，方收良效。

表18　麦门冬汤临床应用八步法分析表

观其脉证	知犯何逆	辨识未病	策略选择
1.全身：形体消瘦、大病后或慢性病、老人、虚弱者之皮肤干燥或肌肉萎缩、大便易结等；痰少而黏，舌红少苔或痰多、苔厚 2.痰结：（1）上呼吸道感染、支气管哮喘等（2）消化系统疾病，如萎缩性胃炎、食管炎、习惯性便秘等（3）咽喉部疾病，如声音嘶哑、失音、口咽干燥症、声带息肉及鼻咽癌等	1.全身病机：阴虚有热，气阴两虚 2.主症病机：肺、胃、其他处痰结 3.未病病机：气阴两虚	未病：气阴两虚 1.病传：重亡津液－热在上焦－咳嗽日久－肺气损伤－津聚成痰－再久咳损伤阳气－肺阳不布且不固 2.药损：祛痰不可伤阴，宣肺不可耗气 3.间治：补土生金	清养肺胃，降逆下气 1.痰阻气逆，止逆下气，祛痰为主（主症） 2.补益气阴，反佐祛痰，全身为重

随证治之	治病求本	治疗未病	依法合方
半夏证 紫菀、川贝和北沙参可润肺益气化痰	津伤肺热，久咳耗气，宜养阴清肺，补益肺气 1.麦冬：养阴生津，润肺止咳 2.人参：大补元气，补脾益肺	1.防病传：积极治疗 2.防药损：（1）半夏下气不配宣降之品（2）麦冬反佐半夏防止伤阴 3.间治法：人参、甘草、粳米、大枣补土生金	麦门冬汤主之 ＝麦门冬体质＋半夏证＋人参、甘草、粳米、大枣补气、补土生金 ＝重用麦冬，轻用半夏

一、肺胀射干麻黄汤原文八步法分析（表19）

射干麻黄汤见《金匮要略·肺痿肺痈咳嗽上气病脉证治第七》第6条，讲的是外寒内饮见咳而上气、喉中水鸡声的诊断与治疗。该方与小青龙汤主治类似而侧重于上气痰鸣者，对寒饮闭塞肺气所致的咳喘、哮证，不论是小儿还是成人患者，都有确切的疗效。

【原文】咳而上气，喉中水鸡声，射干麻黄汤主之。（《金匮要略·肺痿肺痈咳嗽上气病脉证治第七》·6）

射干十三枚（一法三两）　麻黄四两　生姜四两　细辛三两　紫菀三两　款冬花三两　五味子半升　大枣七枚　半夏（大者洗）八枚（一法半升）

上九味，以水一斗二升，先煮麻黄两沸，去上沫，内诸药，煮取三升，分温三服。

第一步，观其脉证。

本方证原文只叙述了主症。水鸡，即青蛙。"咳而上气，喉中水鸡声"指咳喘痰多，咽中不利，咽喉痰鸣如水鸡声。

射干麻黄汤方剂组成与结构类似小青龙汤，所以该方证的全身状态亦为外寒内饮，当见恶寒、发热、咳嗽气喘、痰多、无汗、脉浮紧等风寒表证。

第二步，知犯何逆。

本方结构与小青龙汤类似，病机为外寒内饮、饮阻气道、气机冲逆。

一方面，本方证为"外寒内饮"，外感寒邪，营卫郁遏，可见发热、恶寒、无汗、脉浮紧等风寒表证和咳喘、咳而上气。"咳而上气"的病机，见《素问·咳论》："皮毛者，肺之合也。皮毛先受邪气，邪气以从其合也。其寒饮食入胃，从肺脉上至于肺则肺寒，肺寒则外内合邪，因而客之，则为肺咳。"即内有寒饮基础上外感寒邪、犯肺致咳，这是常见的咳嗽的原因。

另一方面，"喉中水鸡声"是"内饮"阻闭咽喉、气道狭窄，引起肺气冲逆、水饮相激的表现。胡希恕注："表不解则气不得旁通，壅逆于肺，故咳而上气，若复有痰饮与气相击于喉中，则声嘶如蛙鸣也，射干麻黄汤主之。"

总之，本方证的病机是全身外寒内饮见局部痰阻气道、肺气冲逆的"咳而上气，喉中水鸡声"。

第三步，辨识未病。

小青龙汤治未病，散外寒化内饮，主要是防范麻黄对人体的损伤；而本方证咳而上气，喉中水鸡声，需防范和处理剧烈咳喘导致肺之气阴的耗损。

第四步，策略选择。

小青龙汤散外寒、化内饮，以"姜、辛、半、味"化有形寒饮为主；本方则以开解咽喉部痰饮闭阻为主。

第五步，随证治之。

"喉中水鸡声"是气道狭窄引起的哮鸣音，是本方君药射干证。《本经》谓射干"主咳逆上气，喉痹咽痛"。中医所谓的"喉痹"病变、"喉中"病位盖指支气管病变。《金匮杂病论治全书》认为，"本方治证与小青龙汤相比较，则两方都治疗寒饮咳喘，但本方主治'喉中水鸡声'，以支气管病变为主；小青龙汤主治'心下有水气'，以肺实质病变为主。以此为辨，两方主治分明，应用会更加切实。"（《金匮杂病论治全书》）

半夏也主治咽喉部痰浊，可以佐助射干。

第六步，治病求本。

外寒内饮导致的咳而上气是麻黄证。故本方散外寒以麻黄为主，细辛助之。

第七步，治疗未病。

1. 麻黄、细辛有拔散肾根之弊，故用五味子收敛、反佐。
2. 剧烈咳喘耗气阴，故用紫菀、款冬花温润止咳及大枣益气阴。

第八步，依法合方。

本方证八步法分析，第一步、第五步可以确定痰阻气道的"咳而上气，喉中水鸡声"是射干证，射干、半夏祛痰浊、开气道，而生姜、紫菀、冬花助之；第二、第六步确定全身状态外寒内饮的咳而上气是麻黄证，麻黄宣肺止咳喘，细辛助之，而麻黄、射干相合，可开气道之狭窄；第三、第七步确定用麻黄、细辛发散而五味敛肺气反佐，喘耗气阴，用紫菀、大枣益气阴防损伤。总之，本方功能散寒降逆，祛痰开结。张璐："上气而作水鸡声，乃是痰碍其气，风寒入肺之一验，故于小青龙方中，除桂心之热、芍药之收、甘草之缓，而加射干、紫菀、款冬、大枣。专以麻黄、细辛发表，射干、五味子下气，款冬、紫菀润燥，半夏、生姜开痰，四法萃于一方，分解其邪，大枣运行脾津和药性也。"（《张氏医通·诸气门》）

表 19 肺胀射干麻黄汤原文八步法分析表

观其脉证	知犯何逆	辨识未病	策略选择
1. 全身：类似小青龙汤，当见恶寒，发热，咳嗽气喘，痰多，无汗、脉浮紧 2. 主症：咳而上气，喉中水鸡声 3. 未病：剧烈咳喘损伤肺中气阴	1. 全身病机：外寒内饮 2. 主症病机：饮阻气道、气机冲逆、化热 3. 未病病机：肺气阴损伤	未病：剧烈咳喘损伤肺中气阴 1. 病传：饮郁化热、肺气阴损伤 2. 药损：温燥伤阴，辛散耗气 3. 间治：和胃以祛痰浊之源	宣肺散寒，涤饮止咳、平喘
随证治之	**治病求本**	**治疗未病**	**依法合方**
主症"咳而上气，喉中水鸡声"，由饮阻气道、气机冲逆引起，为射干、半夏证	外寒内饮，宜宣肺化饮，为麻黄、生姜、细辛证 1. 麻黄：宣肺散寒 2. 生姜、细辛：辛散化饮	1. 防病传：大枣养气阴，紫菀、冬花温润平喘，防止剧烈咳喘损耗元气 2. 防药损：五味子反佐麻黄、生姜、细辛，防其辛散太过 3. 间治法：大枣养气阴，补脾胃气阴，祛痰浊之源	射干麻黄汤主之 = 射干半夏 + 麻黄、生姜、细辛 + 大枣、紫菀、冬花 = 小青龙汤 - 桂枝、芍药、甘草 + 生姜 - 干姜 + 紫菀、款冬花

二、射干麻黄汤临床应用八步法分析（表20）

射干麻黄汤功能宣肺散寒，化饮止咳。该方由射干十三枚（一法三两）、麻黄四两、生姜四两、细辛三两、紫菀三两、款冬花三两、五味子半升、大枣七枚、半夏（大者洗）八枚（一法半升）组成，主治痰饮郁结，气逆喘咳。其中，麻黄宣肺散寒，射干开结消痰，并为君药，生姜散寒行水，半夏降逆化饮，共为臣药，紫菀、款冬花温润除痰，下气止咳，五味子收敛耗散之肺气，均为佐药；大枣益脾养胃，为使药。

《方函口诀》云："此方用于后世所谓哮喘，水鸡声，形容哮喘之呼吸也。"现代中医临床以射干麻黄汤为冷哮型支气管哮喘的专方。由主症与病机拓展，该方可以由支气管哮喘广泛拓展到以喉中痰鸣为主症的多种呼吸系统疾病。

（一）射干麻黄汤治疗支气管哮喘的现代应用

支气管哮喘属"哮证"或"吼病"范畴。患者多因先天禀赋不足或后天劳倦内伤，屡感外邪等损伤肺、脾、肾，使脏腑功能失调，结痰深伏于肺，每因感邪、劳累或情志不遂等诱因引触而发病。病机演变可分为四个阶段：第一阶段，冷哮时期，多为过敏型支气管哮喘；第二阶段，热哮时期，多为感染型支气管哮喘，可以单独发病，也可以由冷哮郁而化热而成，即过敏型哮喘合并感染而成；第三阶段，肝气乘肺期，肝郁化火、损伤肺阴，由情志刺激诱发，舌红苔薄，脉弦；第四阶段，肺、脾、肾阳气虚损时期。总体来讲，射干麻黄汤证属于第一阶段冷哮时期，为外寒诱发伏于肺中的寒饮而阻塞气道所致；又由于射干苦寒泻热，故冷哮之寒饮欲化热，也可应用本方。

射干麻黄汤治冷哮，呼吸急促，喉中哮鸣有声，胸膈满闷如塞，痰少不易咳出，面色青晦，形寒怕冷，天冷和受寒易发，舌淡苔白滑，脉浮紧或弦紧。这些临床表现拆分为麻黄体质、麻黄证与射干证两个方面。

首先是麻黄体质的特点与治疗。冷哮发作时"面色青晦，形寒怕冷，天冷和受寒易发，舌淡苔白滑，脉浮紧或弦紧"等临床表现是平素阳虚饮伏体质的反映。患者平素肺气虚有伏痰，多因先天禀赋不足或后天劳倦内伤，反复感受外邪等损伤肺、脾、肾，使脏腑功能失调，水停于肺形成痰浊，并结滞、潜伏于肺，形成伏痰又损耗肺气，故而冷哮的患者平素体质为肺气虚、有伏痰，易感风寒而发咳喘，这是麻黄体质的一个特点。伏痰引动，发作后见咳喘，可以用麻黄治疗。无论发作期还是缓解期，只要见气虚明显而气短、恶风、易感冒者，就可以合入玉屏风散，用生黄芪 30g，炒白术 15g，防风 5g；过敏体质，可加灵芝 10g，制首乌 10g 改善体质。

其次是麻黄证的特点与治疗。呼吸急促，即咳而上气，是麻黄证，可以用麻黄宣肺平喘。咳喘较轻，可以用桔梗、蝉蜕代替麻黄宣肺；咳喘较重，则加息风止痉药，辅助麻黄平喘。麻黄为治喘要药，长于解表散寒，开宣肺气。药理学表明，它能松弛支气管平滑肌，用于痉挛状态时效果更为明显。麻黄缓解平滑肌痉挛的作用，可以理解为麻黄祛风以止痉的作用。同样，典型的祛风止痉药物在支气管哮喘发作时，也可以祛风解痉、通畅气道而平喘。这些药物有全蝎、蜈蚣、白僵蚕、蝉蜕、地龙等。这些药都走肝经，善缓急而舒缓支气管痉挛，并能抗过敏；而且都属虫类，力大效宏，颇适合救急，临证可根据病情需要而选加一二味，可以增强麻黄平喘的作用。

最后是射干证特点及其治疗。喉中哮鸣有声，胸膈满闷如塞，痰少不易咳出，或者简单说"喉中水鸡声"是射干证。在支气管哮喘的治疗中，射干可以祛除两种形态的痰涎，一种是可以咳出的痰涎，其特点为痰少不易咳出；另一种是结滞于肺，导致支气管壁增厚、黏膜肿胀的痰浊。支气管哮喘患者发病早期，病理反应具有可逆性，病理解剖学上较少出现器质性改变。但随着疾病发展，患者支气管病理学变化逐渐明显。在哮喘发作期时可出现肺膨胀及肺气肿，表现为肺组织柔软疏松有弹性，支气管及细支气管内含有黏稠痰液及黏液栓。病程后期，哮喘患者的肺气肿可持续存在，并出现支气管壁增厚、黏膜肿胀充血形成皱襞，黏液栓塞导致局部肺组织肺不张。这里黏稠的痰液及黏液栓，支气管壁增厚与黏膜肿胀就是射干证的两种痰涎的表现。射干苦寒，可解毒消肿、祛痰利咽，用于痰热壅肺引起的急慢性气管炎、肺气肿及热毒所致的咽喉炎、扁桃体炎的治疗。概括起来，射干可以祛痰涎，也可以消肿，这是射干在支气管哮喘治疗中起到的两个主要的作用。两种作用的比较，射干更偏向于后者，也就是消肿利咽而祛除导致黏膜肿胀的痰涎。而半夏主治咽喉部痰涎，也有治疗咽喉肿痛的作用，其在治疗哮喘时的作用与射干类似。

对于有形痰涎，仲景祛痰辨寒热、分轻重。

祛寒痰的轻、中、重三级用药分别为茯苓、半夏、干姜，其中干姜主"涎沫"，质地清晰、量大；清热化痰，实热用半夏配石膏，虚热用半夏配麦冬。而后世医家用二陈汤合三子养亲汤化裁，如寒痰用三子养亲汤，苏子、莱菔子和白芥子，热痰则用葶苈子替换白芥子；寒痰用二陈汤，用半夏、陈皮祛痰，热痰则用胆南星、瓜蒌、贝母等替换半夏，还可以适当加入鱼腥草、苦参、败酱草等。对于哮喘而言，痰阻气道，气机受阻，寒痰用白芥子，它善搜剔内外痰结及胸膈寒痰；热痰，则用胆南星，该药祛热痰、胶结之痰，且能止痉、缓解支气管平滑肌痉挛。喉中痰鸣，声如曳锯明显者，加代赭石、生龙骨、生牡蛎。代赭石降逆气、坠痰涎；《医学衷中参西录》指出"龙骨善治肺中痰饮咳嗽，咳逆上气"，它与牡蛎并用，"为治痰之神品"，三药镇肝潜阳以息风解痉，补肾纳气以平喘。又冷哮咳喘，背部怕冷，痰白而黏者，加金沸草以助降气化痰，配椒目、生艾叶温肺散寒，化饮止咳平喘。

再者是该方的治未病内容。其一，本方证外寒内饮，散外寒当用麻黄，麻黄作用峻猛，故防范麻黄的损伤是本方治未病首要的内容。《证治汇补》："实邪为哮，固宜祛散。然亦有体弱质薄之人，及曾经发散，屡用攻劫，转致脉虚形减者。"其二，本方证咳而上气，喉中水鸡声，是以剧烈的咳喘为主症，防范和处理剧烈咳喘导致肺的气阴的耗损也是本方证的关键。方中五味子补肺气而敛肺气，大枣益气阴，而紫菀、款冬花祛痰下气而温润，可以防止剧烈咳喘及麻黄等发散药物的损伤。其三，间接治疗，肺病治脾。脾为生痰之源，肺为储痰之器。又脾土为肺金之母。《证治汇补》："哮虽肺病……清脾之法，尤要于清肺也。"

最后是该方的治疗策略特点。一，利用发作期治疗。哮喘临床表现特点是：痰伏的越深，发作时喘哮得越强劲；伏潜的时间越久，疾病越是缠绵难愈。发作时，伏痰为外邪引发，也正是因势利导、祛除伏痰的时机。射干麻黄汤治疗冷哮，正是哮喘的发作期。二，先泻实、后补虚：泻实，要区分冷哮、热哮；补虚，宜区分肺、脾、肾。肺脾两虚，用药选人参、白术、黄芪、防风等；肺肾气虚，用药选蛤蚧、紫河车、核桃仁等以阴阳并补。也需要熟悉过渡状态的处理，也就是肝火损伤气阴的前面讲的第三阶段。该阶段由情志刺激诱发，发病突然，呼吸短促，气粗憋闷，胸胁胀满，咽中有异物感，咳嗽痰鸣，舌红苔薄，脉弦。用药选柴胡、白芍、瓜蒌等。尤其是瓜蒌，既能清肺祛痰，也能疏肝，宣肺无效时，往往疏肝可以获显效，尤其情绪引发的哮喘，为木撞金鸣，多与柴胡、白芍、枳壳等伍用。肝气得舒，则肺气得宣，所谓木不撞金则金不鸣。三，痰阻气逆，祛痰为先。应用本方，要关注射干、半夏等祛痰药的应用。

（二）射干麻黄汤证的主症拓展

射干苦寒，可解毒消肿、祛痰利咽，用于痰热壅肺引起的急慢性气管炎、肺气肿及热毒所致咽喉炎、扁桃体炎的治疗。故射干麻黄汤用于麻黄体质而上气咳逆，喉中痰鸣辘辘，咽喉不利或疼痛者，以及小青龙汤证而痰盛咽肿，目热、舌干、口臭、大便偏干者。如百日咳、急性上呼吸道感染、慢性喘息型支气管炎、肺气肿、肺脓肿、病毒性肺炎、支气管肺炎、空洞型肺结核等呼吸系统疾病，以及白喉、扁桃体炎、滤泡性咽炎、口腔溃疡、慢性胃炎、胃溃疡、肺心病、冠心病、心绞痛、结核性胸膜炎等。

第三层应用，即射干麻黄汤证麻黄体质、麻黄证的拓展，第四层临床应用以及治疗关键与第一层应用，射干麻黄汤治疗支气管哮喘相同，此处不再重复。

表20　射干麻黄汤临床应用八步法分析表

观其脉证	知犯何逆	辨识未病	策略选择
1.全身：舌红唇暗、咳嗽、水肿、不易出汗等麻黄体质 2.主症：咳而上气，喉中水鸡声；咳喘，痰多、色清、质稀，倚息不能平卧；平素咽喉不利、肿痛或感冒前鼻咽热燥等射干药证，或百日咳、急性上呼吸道感染、慢性喘息型支气管炎、肺脓肿等 3.未病：剧烈咳喘损伤肺中气阴	1.全身病机：内有伏饮，易感寒见咳喘 2.主症病机：痰涎结滞、阻闭 3.未病病机：肺气阴损伤	未病：剧烈咳喘损伤肺中气阴 1.病传：饮郁化热、肺气阴损伤 2.药损：温燥伤阴，辛散耗气 3.间治：和胃以调痰浊之源	宣肺散寒，涤饮止咳、平喘 1.利用发作期导伏痰外出 2.先泻实、后补虚 3.痰阻气逆，祛痰为先

随证治之	治病求本	治疗未病	依法合方
射干、半夏证 1. 祛风止痉，全蝎、蜈蚣、白僵蚕、蝉衣、地龙等 2. 祛寒痰，茯苓－半夏－干姜，或三子养亲汤合二陈汤 3. 祛热痰，半夏配石膏或半夏配麦冬，或三子养亲汤去白芥子加葶苈子、瓜蒌、贝母，酌加鱼腥草、败酱草等	外寒内饮，宜宣肺化饮，为麻黄、生姜、细辛证 气虚合玉屏风散，过敏体质，加灵芝、制首乌	1. 防病传：大枣养气阴，紫菀、冬花温润平喘，防止剧烈咳喘损耗元气 2. 防药损：五味子反佐麻黄、生姜、细辛，防其辛散太过 3. 间治法：大枣养气阴，补脾胃气阴调痰浊之源	射干麻黄汤 ＝射干半夏＋麻黄、生姜、细辛＋大枣、紫菀、冬花 ＝小青龙汤－桂枝、芍药、甘草＋生姜－干姜＋紫菀、款冬花 ＝小青龙汤证而痰盛咽肿

一、胸痹瓜蒌薤白白酒汤原文八步法分析（表21）

瓜蒌薤白白酒汤见《金匮要略·胸痹心痛短气病脉证治第九》胸痹心痛篇第3条，讲的是胸痹寒痰痹阻的典型证之诊断与治疗。

【原文】胸痹之病，喘息咳唾，胸背痛，短气，寸口脉沉而迟，关上小紧数，栝楼薤白白酒汤主之。

栝楼实一枚（捣）　薤白半斤　白酒七升

上三味，同煮，取二升，分温再服。（《金匮要略·胸痹心痛短气病脉证治第九》条3）

第一步，观其脉证。

首先是全身状态，"胸痹之病"表明本条是典型的胸痹，属于本篇第1条论述的情况。条1"师曰：夫脉当取太过不及，阳微阴弦，即胸痹而痛"，给出胸痹脉象，也即胸痹的全身状态是"阳微阴弦"，而主症是"胸痹而痛"。胸痹是以胸闷、胸痛为主症的疾病，可以是胸廓、乳腺疾病，可以是肺部疾病如肺栓塞，更多的是心脏疾病。

然后是本条主症，"喘息咳唾，胸背痛，短气"。"喘息咳唾"，指喘息咳唾痰浊，患者多为形体肥胖，苔白厚腻；"胸背痛，短气"，即胸部窒闷疼痛，短气，甚则胸痛彻背。更确切地说，本条的主症是"胸背痛，短气"。这与第1条讲胸痹的主症"胸痹而痛"，本篇篇名"胸痹心痛短气病脉证治"是一致的。

最后是未病提示。"寸口脉沉而迟，关上小紧数"，这是条1"阳微阴弦"的脉象细致的描述，寸口为阳，沉迟无力即微，"寸口脉沉而迟"即"阳微"；《金匮要略·腹满寒疝宿食病脉证治》篇"其脉紧而数者，乃弦"，"关上小紧"即"阴弦"。这个脉象再次提示阳微阴弦、本虚标实，祛邪不可以伤正，或者邪气去后应该扶正。

第二步，知犯何逆。

本条的病机为：上焦阳虚，中焦、下焦阴寒、痰饮上乘而痹阻胸阳，导致胸阳不振。

首先，全身状态"胸痹之病"的病机为"阳微阴弦"。条1"师曰：夫脉当取太过不及，阳微阴弦，即胸痹而痛。所以然者，责其极虚也。今阳虚知在上焦，所以胸痹、心痛者，以其阴弦故也。"这一条指出，胸痹总体的病机为阳微阴弦、本虚标实，即上焦阳虚，中焦下焦的阴寒、痰饮上乘，痹阻胸阳、胸阳不振。

其次，本条主症"喘息咳唾，胸背痛，短气"病机为阴寒、痰浊阻闭，导致胸阳不振、胸中气机壅滞。其中，"喘息咳唾"，指喘息咳唾痰浊，"唾"指痰浊、痰涎，仲景时期尚未将痰浊称"痰"，六朝时翻译佛经时才把咳嗽咳出的痰涎称为"痰"。《金匮》"痰饮"指流动的水饮，"痰"为淡、为"水澹澹兮生烟"的"澹"为水流动貌。胸痹的痰浊，生于阳虚不能运化津液，为气不足而形有余，多为形体肥胖，常见苔白厚腻等。"胸背痛，短气"，即胸部窒闷疼痛、短气，甚则胸痛彻背，这是气机壅滞、胸阳不振之象，与痰浊互为因果。

最后，未病提示，"寸口脉沉而迟，关上小紧数"，再次提示阳微阴弦、本虚标实，祛邪不可以伤正。

第三步，辨识未病。

未病提示，"寸口脉沉而迟，关上小紧数"，提示阳微阴弦、本虚标实，其治未病的要点有三。

（1）本虚标实，祛邪不伤正，辨别主症的轻重缓急，不可以药过病所。

（2）本虚标实，邪气去后当补虚、善后固本，温补阳气以防复发。

（3）间接治疗，温阳以散寒、行气以祛痰。

第四步，策略选择。

本条病机为上焦阳虚，中焦下焦的阴寒、痰饮上乘。故治疗的基本原则为祛痰、通阳、行气、散寒以及温补阳气。而具体实施时，注意以下两个策略。

（1）先泻实，祛痰、通阳、行气、散寒；后补虚，温补阳气。

（2）泻实，祛痰、通阳、行气、散寒，应以祛痰为主导。

第五步，随证治之。

"胸背痛，短气"由胸中气机壅滞、胸阳不振引起，治疗有两个方面。

（1）行气。可用理气的橘皮，或行气力量大一些、有破气作用的枳实、厚朴等。如本篇条 6 胸痹轻证偏气滞的橘枳姜汤、条 5 胸痹重证偏气滞的枳实薤白桂枝汤。而本条瓜蒌薤白白酒汤用薤白行气，是因为薤白除了行气，还有温通阳气的作用。

（2）温通。温通阳气、温振阳气既可以行气除满，更可以通阳、散寒、止痛，常用药物有桂枝、附子、乌头等，而本条与薤白一同温通阳气的是白酒。白酒可温通，只是作用比桂枝略弱。即本条胸痹主症"胸背痛，短气"需要温通、行气，而薤白同时具备这两个作用，所以本条主症"胸背痛，短气"为薤白证。

第六步，治病求本。

"胸背痛，短气"由阴寒加重的胸阳不振导致，是薤白证。薤白，行气除满，温通散寒。

胸膺部的痰浊阻闭是瓜蒌证。瓜蒌涤痰宽胸，善祛胸膺部痰涎，如《伤寒论》小陷胸汤，即用瓜蒌祛痰。又，瓜蒌亦可治疗乳痈即化脓性乳腺炎，表明瓜蒌可以入血分、凉血活血；瓜蒌可以润肠通便，此处通腑，可以上病下治、给邪出路。

在胸痹治疗中应用瓜蒌祛痰，需要辨别痰浊的寒热性质与病情的轻重缓急。一，本条胸痹为阴寒、痰浊闭阻胸阳，而瓜蒌虽然治疗胸膺部痰涎，而瓜蒌药性为凉，并不适宜，故更需薤白通阳散结、白酒辛温通阳来反佐瓜蒌，起到制性存用的作用。二，仲景祛寒痰用药有三级：一般者用半夏，轻者用茯苓，重者用干姜。本条用瓜蒌，其祛痰的作用强度大体等同于半夏，用治胸痹的典型证。其重证偏痰浊时用条 4 的瓜蒌薤白半夏汤，胸痹轻证偏痰浊的用茯苓杏仁甘草汤。

第七步，治疗未病。

（1）用药细致，辨别轻重缓急，不可以药过病所。如第 3 条瓜蒌薤白白酒汤证是典型证，也是基准证；而条 4、5 是胸痹重证，偏痰浊的瓜蒌薤白半夏汤证和偏气滞的枳实薤白桂枝汤证；条 6 胸痹轻证，偏痰浊的茯苓杏仁甘草汤证和偏气滞的橘枳姜汤证。

（2）邪气去后扶正，温补阳气以防复发，如人参汤。

（3）温阳以散寒如白酒、行气以祛痰如薤白，反佐瓜蒌。而白酒、薤白辛温通阳、调达气血，亦可顺应胸阳的特性。

第八步，依法合方。

本条病机为上焦阳虚，中焦下焦的阴寒、痰饮上乘。故治疗的基本原则为祛痰、通阳、行气、散寒以及温补阳气。本条阴气弥漫、胸阳不振见"胸背痛，短气"，为薤白证，薤白可行气、通阳散寒；胸膺部痰涎阻闭为瓜蒌证，瓜蒌可以涤痰宽胸；顺应胸阳特性可以用白酒，而白酒与薤白亦可反佐瓜蒌。整个方剂祛痰散结、宣痹通阳，具体实施时，注意以下两个策略。

（1）先泻实，后补虚，条 5 "胸痹心中痞，留气结在胸，胸满，胁下逆抢心，枳实薤白桂枝汤主之，人参汤亦主之"。即先用枳实薤白桂枝汤泻实，后用人参汤补虚。人参汤实际与瓜蒌薤白白酒汤及瓜蒌薤白半夏汤有同样的先后应用的关系。

（2）先泻实，祛痰、通阳、行气、散寒，应以瓜蒌祛有形痰浊为主导。

总之，本条瓜蒌薤白白酒汤证是瓜蒌、半夏痰浊体质，见薤白胸阳不振证，用白酒温通助药治未病，策略关键在瓜蒌祛痰和换方人参汤补虚治本。

歌诀：

> 瓜蒌薤白白酒汤，胸阳不振胸痹方；
>
> 胸膺痰浊瓜蒌证，闷痛短气薤通阳；
>
> 通阳助药用白酒，祛痰为主瓜蒌当；
>
> 阳微阴弦有先后，善后固本人参汤。

表 21　胸痹瓜蒌薤白白酒汤原文八步法分析表

观其脉证	知犯何逆	辨识未病	策略选择
1. 全身状态：胸痹之病 2. 主症：喘息咳唾，胸背痛，短气 3. 未病：寸口脉沉而迟，关上小紧数	1. 胸痹之病属阳微阴弦 2. 上焦阳虚，阴寒、痰饮上乘 3. 本虚标实	"寸口脉沉而迟，关上小紧数"＝本虚标实 1. 祛邪不伤正，辨别轻重缓急，不可以药过病所 2. 邪气去后补正，温补阳气以防复发 3. 温阳以散寒、行气以祛痰	大法：祛痰、通阳、行气、散寒，温补阳气 1. 先泻实，祛痰、通阳、行气、散寒；后补虚，温补阳气 2. 先泻实，祛痰、通阳、行气、散寒，应以祛痰为主导
随证治之	**治病求本**	**治疗未病**	**依法合方**
"胸背痛，短气"＝气滞＋胸阳不振 1. 行气：薤白–橘皮–枳实–厚朴 2. 通阳：白酒–桂枝–附子–乌头	瓜蒌：祛胸膺部痰涎，活血，通腑 仲景祛痰三级：茯苓–半夏–干姜 辅助：需要薤白、白酒反佐	1. 祛邪不伤正，辨别轻重缓急，不可以药过病所 2. 邪气去后补正，温补阳气以防复发，如人参汤 3. 温阳以散寒如白酒、行气以祛痰如薤白，反佐瓜蒌	瓜蒌薤白白酒汤主之＝瓜蒌、半夏痰浊体质＋薤白胸阳不振＋白酒温通助药治未病＋策略关键在瓜蒌祛痰＋换方如人参汤温补阳气

二、瓜蒌薤白白酒汤临床应用八步法分析（表22）

瓜蒌薤白白酒汤功能化痰散结，宣痹通阳。该方由栝楼实一枚（捣）、薤白半斤、白酒七升组成，主治胸阳不振，痰阻气滞的胸痹。其中，瓜蒌实为君，理气宽胸、涤痰散结，该药擅长利气散结以宽胸，并可稀释软化稠痰以通胸膈痹塞。薤白为臣，通阳散结，行气止痛。因本品辛散苦降，温通滑利，善散阴寒之凝滞，行胸阳之壅结，故为治胸痹之要药。栝楼实配伍薤白，既祛痰结，又通阳气，相辅相成，为治疗胸痹的常用对药。佐以白酒，辛散温通，行气活血，既轻扬上行而助药势，又可加强薤白行气通阳之力。

瓜蒌薤白白酒汤是古今以来治疗胸痹的典型方剂，目前临床常以此治疗冠心病心绞痛、心律失常、肺心病、咳喘、乳痈等以胸闷痛为主症的胸痹，也常拓展应用于治疗胃病、胆囊疾病等非胸痹类疾病。

（一）瓜蒌薤白白酒汤治疗冠心病的现代应用

胸痹是以胸闷痛为主症的一组疾病，如心系疾病、肺系疾病和胸廓疾病。冠心病为现在的常见病、多发病，故以该病为例分析瓜蒌薤白白酒汤的现代应用。

首先是"胸背痛，短气"、薤白证的拓展。冠状动脉粥样硬化性心脏病指心脏的冠状动脉壁粥样硬化使动脉管腔狭窄或阻塞，或（和）因冠状动脉功能性改变（痉挛）导致心肌缺血缺氧或坏死而引起的心脏病，统称冠状动脉性心脏病，简称冠心病，亦称缺血性心脏病。1979年世界卫生组织（WHO）将冠心病分为五型，无症状性心肌缺血、心绞痛、心肌梗死、缺血性心肌病、猝死。中医门诊常见的是前两种，无症状性心肌缺血和心绞痛。心绞痛的主要临床表现为发作性胸痛，同时可伴有胸闷不适等；有的患者则无胸痛，而有与活动相关的其他诸多不适症状，如极度疲乏、呼吸困难也就是中医说的短气，以及胸闷等。也就是说，冠心病的常见类型，心绞痛的临床表现可以是胸痛，也可以是胸闷、短气，这与"胸痹心痛短气病脉证治第九"对胸痹的论述是一致的。

胸闷、短气以及胸痛，最直接的原因是气滞。气能布津行血，若气机不畅，则易津聚为痰，血凝为瘀。一般多愁善感性格，或缺乏运动的患者多属于此类，治当行气宽胸或疏肝解郁。如果患者业已痰瘀互结，行气亦可开通心脉，且有利于痰瘀消散。瓜蒌薤白白酒汤中薤白通阳行气，若配伍川芎，则有调气之功。所谓祛诸邪当调气为先，气行则痰易消，气行则血易行。

胸痛严重时，原著强调寒凝，瓜蒌薤白白酒汤其后各方用桂枝、附子或乌头散寒止痛。现代则瘀血证多见，后以活血化瘀止痛，一般可以加入金铃子散，以及苏木、泽兰、生山楂、三七粉、丹皮、丹参等。血瘀轻者可以行气活血，栝楼薤白白酒汤可以合用旋覆花汤或血府逐瘀汤；重者可以加入虫类药物，通络止痛。

其二，痰浊阻闭的瓜蒌证与气阴两虚、气虚的体质的处理。胸痹病机，气滞之后，第二位的是痰阻。此病之痰是因虚损而生。如过食肥甘伤脾，使脾虚生痰；或熬夜日久伤阴，使虚火内生，灼津为痰；或年高阳虚，阴阳不振，使津凝为痰等。化痰用药当先别寒热。原著重视阳虚、痰浊寒化证，如本方用白酒配合薤白行气血、通阳气，痰浊严重时会加半夏温化寒痰。现代临床多见热痰证，可将瓜蒌薤白白酒汤与温胆汤合用；热痰多生于阴虚，宜选加清化之品，如麦冬、白芍等。无论寒痰、热痰，都必须通阳，尤其寒湿明显时，单纯行气化痰有时效果不显，若加通阳气之品，多可以获佳效。其关键用药，就是本方中的薤白。

冠心病起于虚损、止于虚损，临床多见气阴两虚以及气虚体质。凡见体瘦、乏力、睡眠不足、心悸者，多属于气阴两虚体质。气虚推血无力，血流滞缓；阴虚血少而易浓缩，加上虚火熏灼，日久必然导致痰瘀阻脉。气阴两虚，首选生脉饮，益气阴以治本。可以把生脉饮合入瓜蒌薤白白酒汤，也可以用何首乌、黄芪替代生脉饮加入瓜蒌薤白白酒汤中。

还有不少患者从事脑力劳动，或者喜肉食，平时又缺乏锻炼。这些患者最易脾虚生痰湿，随着年龄的增长，阳气渐虚，慢慢发福变胖，浊阴之邪充斥全身。胸为清阳之府，浊阴侵占胸位，故可发为胸痹。这种体质，即《金匮要略》血痹篇所讲的"尊荣人，骨弱肌肤盛"，是黄芪体质。

其三，风险防范与间接治疗。预防药物损伤，注意慢病轻治，不药过病所、损伤正气。如行气用陈皮、枳壳而不用破气的枳实、厚朴；祛痰，可以用茯苓、栝楼，而半夏伤阴，除非有明显的适用证，否则祛痰不轻易使用；活血化瘀止痛，可以用金铃子散或苏木、泽兰、丹参、丹皮之类，不建议用破血之品。

间接治疗要灵活，如益气以行气、祛痰、化瘀。即没有明显的气虚症状，也可以适当加用黄芪。如用生黄芪15g，加入瓜蒌薤白白酒汤中。其中的原因是，用药行气、活血、化痰，甚至清热时，都可能会耗气。若不予扶正，治疗一些时日，很容易出现乏力、气短等气虚之象，而用了黄芪则不会发生，况且黄芪补气还有利于生血、行血、强心。

其四，瓜蒌薤白白酒汤中的策略。一是本虚标实，实邪去除以后，要用人参汤温补阳气，如原著第五条所述。二是明确瓜蒌祛痰浊对于行气与活血的引导意义。

（二）瓜蒌薤白白酒汤证的主症拓展

本方是治疗冠心病的基本方，但应用范围不仅限于该病。胸痹所包含的广泛的心脏疾病、肺及胸廓疾病，都有应用本方的机会。如心律失常、心肌病、神经官能症、窦性心动过缓、肺心病、咳喘、创伤性气胸、肋软组织病及肋间神经痛、乳痈等。也可应用到胸痹以外的疾病，如高脂血症、慢性胆囊炎等。

三病机、四未病以及治疗关键与策略同该方在冠心病的应用。

表 22　瓜蒌薤白白酒汤临床应用八步法分析

观其脉证	知犯何逆	辨识未病	策略选择
1. 全身状态：胸痹之病 2. 主症：喘息咳唾，胸背痛，短气 3. 未病：寸口脉沉而迟，关上小紧数	1. 胸痹之病属阳微阴弦 2. 上焦阳虚，阴寒、痰饮上乘 3. 本虚标实	"寸口脉沉而迟，关上小紧数" = 本虚标实 1. 祛邪不伤正，辨别轻重缓急，不可以药过病所 2. 邪气去后扶正，温补阳气以防复发 3. 温阳以散寒、行气以祛痰	大法：祛痰、通阳、行气、散寒，温补阳气 1. 先泻实，祛痰、通阳、行气、散寒；后补虚，温补阳气 2. 先泻实，祛痰、通阳、行气、散寒，应以祛痰为主导

随证治之	治病求本	治疗未病	依法合方
"胸背痛，短气" = 气滞 + 胸阳不振 1. 行气：薤白 – 橘皮 – 枳实 – 厚朴 2. 通阳：白酒 – 桂枝 – 附子 – 乌头 3. 活血：金铃子散 – 苏兰楂三丹，旋覆花汤 – 血府逐瘀汤	瓜蒌：祛胸膺部痰涎，活血，通腑 化痰三级：茯苓 – 半夏 – 干姜； 辅助：需要薤白、白酒反佐； 热化：实热合温胆汤；虚热加麦冬、白芍 体质：气虚，黄芪体质；气阴两虚，生脉饮体质（制何首乌，生黄芪）	1. 祛邪不伤正，辨别轻重缓急，不可以药过病所 2. 邪气去后扶正，温补阳气以防复发 3. 温阳以散寒如白酒、行气以祛痰如薤白，反佐瓜蒌 4. 生黄芪益气以行气、祛痰、活血	瓜蒌薤白白酒汤主之 = 瓜蒌半夏痰浊体质 + 薤白胸阳不振 + 白酒温通助药治未病 + 策略关键在瓜蒌祛痰 + 换方如人参汤温补阳气

一、腹满厚朴七物汤原文八步法分析（表23）

厚朴七物汤见《金匮要略·腹满寒疝宿食病脉证治第十》腹满病第9条，讲的是积热性腹满兼太阳表证的诊断与治疗。厚朴七物汤行气除满，解肌发表，为厚朴三物汤合桂枝汤，去芍药，减桂枝、大黄的剂量，增加生姜的剂量而成。学习这一条就是用八步法分析这个方剂合方的机制以及药物增减、剂量调整的原因。

【原文】病腹满，发热十日，脉浮而数，饮食如故，厚朴七物汤主之。

厚朴半斤　甘草三两　大黄三两　大枣十枚　枳实五枚　桂枝二两　生姜五两

上七味，以水一斗，煮取四升，温服八合，日三服。呕者加半夏五合，下利去大黄，寒多者加生姜至半斤。（《金匮要略·腹满寒疝宿食病脉证治第十》条9）

第一步，观其脉证。

本条全身状态，或者基础病症是"病腹满"；主症，需要特殊处理的问题是"发热十日，脉浮而数"；未病提示是"饮食如故"。

当然，也可以把"发热十日"作为全身状态、"病腹满"作为主症分析。《金匮》原文基本的叙述结构多为"全身－主症－未病提示"，故将"病腹满"设为全身状态。这个原文，可以理解为在腹满的情境下怎么处理发热，要判断发热的性质、排除其他原因，还要协调发热与腹满之间的关系，治疗时不能相互干扰。

"病腹满"，其治疗方药是厚朴三物汤。为此，除了大腹满胀、甚至疼痛之外，还应该有不大便、大便硬、大便难以及舌红苔黄而干等积热阻闭的临床表现。

"发热十日，脉浮而数，饮食如故"，还应该有恶寒恶风，或头项强痛等其他太阳表证的临床表现，但不能确定有汗、无汗。

第二步，知犯何逆。

首先，全身状态是"病腹满"，其病机为素体脾胃阳虚，外感风寒，脾胃阳气为寒邪所滞而见气滞腹满。气滞腹满，会引起水停为湿浊、水饮，食物、糟粕停为积滞，水饮、积滞会加重气滞腹满，有寒化、热化之异。本条腹满，治疗用厚朴三物汤，为积滞化热所引起。

其次，"发热十日，脉浮而数"为风寒袭表所导致，需要与阳明病腹满、发热相鉴别。发热虽然已经十日，见"脉浮而数"，风寒依旧在表、为表证。后又云"饮食如故"，表明此虽有腹满、舌黄及发热，类似风寒化热入里形成的阳明病，而阳明病不会"饮食如故"，故本条非阳明病。"脉浮而数，饮食如故"，从正反两面证实本条的发热是表证发热，而不是阳明病的里热。本条为太阳风寒表证和积滞化热腹满的表里同病，治疗应当发表、攻里。

发热是表证发热，应当发汗解表，不可以伴有腹满而误以为阳明里热，而误用攻下的治法。故将"饮食如故"作为本条的未病提示。

第三步，辨识未病。

本条里有积热气滞、外有太阳风寒在表，为表里同病，应当发表攻里、表里双解。其风险防范与间接治疗主要有三个方面：一是预防疾病传变，防止表邪化热入里。二是防止药物损伤而加重病情，如发汗太过而伤津液、导致积热加重；攻下太过，寒凉会郁遏、损伤阳气，使表不解而入里。三是间接治疗，温扶中焦阳气而驱除邪气、行气除满。

第四步，策略选择。

积滞化热的腹满兼太阳表证，治宜攻下积热、行气除满、发汗解表。要确保发表与攻里相互协调、不相互干扰；照顾平素脾胃阳虚的体质状态，攻里应当以祛除有形实邪为主导，而表里邪气解除后应当补虚。

第五步，随证治之。

"发热十日"为太阳表证发热，需要发汗解表，麻黄汤、桂枝汤都有应用的可能。

第六步，治病求本。

积滞化热导致的腹满，应当攻下积热、行气除满。本方中选择的是厚朴三物汤。其中，大黄攻下积热，厚朴、枳实行气除满。

第七步，治疗未病。

1. 发汗不伤阴，不用发汗作用峻猛的麻黄汤，以防其损伤津液、加重腹满。故无论有汗、无汗，"发热十日"均用桂枝汤解表。同时，将方中的桂枝原剂量三两，降到二两，以防其助热、伤津。

2. 攻下不碍发汗，桂枝汤发汗力量较弱。为防止苦寒药物妨碍发汗，本方中去掉了桂枝汤中的芍药，还将厚朴三物汤中的大黄从四两降至三两。

第八步，依法合方。

本方表里双解，发表、攻里。发表，第一、五步只能大致确定用麻黄汤或桂枝汤，第七步治未病，以麻黄汤可能发汗太过、损伤津液，故不用麻黄汤而用桂枝汤解表，且桂枝从三两减到二两；攻里，第二、六步确定用厚朴三物汤攻下积热，第七步为防止攻里药物太过寒凉而影响发表，故去芍药、将大黄从四两减到三两。至第七步，组方的结果是厚朴三物汤合桂枝汤，去芍药，桂枝、大黄各减去一两。为增强该方发表作用，故而将桂枝汤中生姜从三两增加到五两，而且可以温胃护胃。

表23　腹满厚朴七物汤原文八步法分析表

观其脉证	知犯何逆	辨识未病	策略选择
1. 全身：病腹满 2. 主症：发热十日，脉浮而数 3. 未病：饮食如故	1. 全身病机：积热－气滞 2. 主症病机：太阳表证 3. 未病病机：非阳明里证	未病：饮食如故 1. 病传：化热入里 2. 药损：非阳明里证，不可单纯攻下；亦不可单纯解表 3. 间治：调补脾胃，助解表、攻下	发表攻里，表里同治
随证治之	治病求本	治疗未病	依法合方
主症"发热十日"为太阳表证，宜麻黄汤或桂枝汤发汗解表	行气泄满，攻下积热，宜厚朴三物汤	1. 防病传：甘草、大枣、桂枝防邪入里 2. 防药损：（1）发汗不助热，不用麻黄汤、用桂枝汤，减桂枝1两（2）攻下不碍汗，去芍药，减大黄1两 3. 间治法：生姜增至五两，助行气除满	厚朴七物汤主之＝（桂枝汤－芍药＋生姜2两）＋（厚朴三物汤－大黄1两）

二、厚朴七物汤临床应用八步法分析（表24）

厚朴七物汤功能解肌发表，行气通便。该方由厚朴半斤、甘草三两、大黄三两、大枣十枚、枳实五枚、桂枝二两、生姜五两，即厚朴三物汤合桂枝汤去芍药而成，主治内有积热、外有表寒的腹满。其中，厚朴三物汤以行气除满，泻下实热，桂枝汤以解表而调和营卫。临床报道，本方用于治疗素有脾胃肠病变，又感受外邪而表里同病的腹满，用之得当，可取得解表攻里之效。拓展应用主要有两个方面：一是从腹满拓展到脘腹胀满、胃脘部不适；一是从表证发热的桂枝证见积热腹满的厚朴大黄证，拓展到脾阳虚、心阳虚或全身阳气虚的桂枝证基础上见到厚朴大黄证。

（一）厚朴七物汤治疗腹满兼表证现代应用

厚朴七物汤原著主治表里同病的腹满，除了厚朴腹满证外，还应当具备积热、舌苔黄未下的大黄证和风寒在表的桂枝证。

《金匮要略浅述》记载："男，43岁。先因劳动汗出受凉，又以晚餐过饮伤食，致发热恶寒，头痛身痛，脘闷恶心。单位卫生科给以藿香正气丸1包，不应。"按：藿香正气散，为祛湿剂，具有解表化湿，理气和中之功效。主治外感风寒，内伤湿滞证，见恶寒发热，头痛，胸膈满闷，脘腹疼痛，恶心呕吐，肠鸣泄泻，舌苔白腻，以及山岚瘴疟等。临床常用于治疗急性胃肠炎或四时感冒属湿滞脾胃，外感风寒者。本案与藿香正气散证类似，先给藿香正气散，看来不是大错，那为什么没有疗效呢？"又给保和丸3包，亦无效。"保和丸治疗食积，案中单位卫生科又诊断为外感夹食积合保和丸，也是常用的方法。当然，此案"又给保和丸3包，亦无效"，也不能说明不是食积，也可能食积化热，已经不是保和丸证。"仍发热头痛，汗出恶风，腹满而痛，大便三日未解，舌苔黄腻，脉浮而滑，此表邪未尽，里实已成，治以表里双解为法。用厚朴七物汤：厚朴10g，枳实6g，大黄10g，桂枝10g，甘草3g，生姜3片，大枣3枚，加白芍10g。嘱服2剂，得畅下后即止服，糜粥自养，上症悉除。"显然，本案外感寒邪，内伤饮食，在表依旧有风寒，在里已经积滞化热。其中，腹满而痛是厚朴证，"大便三日未解，舌苔黄腻"则是大黄证，即《金匮·腹满寒疝宿食病脉证治》腹满篇第2条："病者腹满，按之不痛为虚，痛者为实，可下之。舌黄未下者，下之黄自去。"此案，表证为桂枝证，腹满是厚朴证，舌黄不大便是大黄证，这是应用厚朴七物汤的指征，也是与藿香正气散、保和丸证的鉴别要点，尤其是藿香正气散、保和丸证舌苔白腻，而不是积热伤津的"大黄舌"。

（二）厚朴七物汤证的主症拓展

原著语境中，本条原文以腹满为背景示范如何处理发热。故而在进行原文的八步法分析时，将发热设为主症、腹满设为全身状态。在现代应用中，发热症可有可无，腹满是主要问题。故而，本方临床应用的八步法分析，以腹满为主症，发热为全身状态。

腹满指腹部痞满或满胀，自觉腹部胀气，按之有抵抗感，叩之有鼓声，嗳气或矢气后可缓解。厚朴七物汤证的腹满为积滞化热导致中焦气滞，为厚朴证。厚朴味辛、性温，行气化湿、温中止痛。厚朴煎剂对葡萄球菌、链球菌、赤痢杆菌、巴氏杆菌、霍乱弧菌有较强的抗菌作用；而且对横纹肌强直也有一定的缓解作用。《斗门方》记载：用厚朴放火上烘烤，然后蘸生姜汁再炙烤，直至焦黑，研细末，调服，可以治疗心腹胀满，还能止泻和治疗反胃。《博济方》有方用厚朴、甘草、苍术、陈皮为散，和生姜、红枣同煎，治疗脾胃气不和，不思饮食。这就是著名的平胃散。明代《本草汇言》讲得很全面："一切饮食停滞，气壅暴胀，与夫冷气、逆气，积年冷气入腹，肠鸣、虚吼，痰饮吐沫，胃冷呕逆，腹痛泄泻，及脾胃壮实之人偶感风寒，气实人误服参芪致成喘胀，诚为要药。"

厚朴行气除腹满，既可以治疗大腹胀满，也可以治疗胃脘部胀满，故而厚朴七物汤既可以治疗绕脐的大腹胀满，也可以治疗胃脘胀满。

应用厚朴行气除满，需要辨别轻重缓急。典型的厚朴证腹满为重症、急症，如厚朴三物汤以及大、小承气汤证等积热证。非典型状态下，厚朴也可以用于虚性腹满，如脾虚湿阻腹满，《伤寒论》中有厚朴生姜半夏甘草人参汤，《长沙方歌括》称其为"脾虚腹胀此方真"。《通俗伤寒论》"川朴、腹皮是疏畅大腹主药"，《药性赋》"宽中下气，枳壳缓而枳实速也"，即厚朴、枳实行气除满作用较强，而大腹皮、枳壳除满作用相对和缓。还应注意，与厚朴证病机相反的干姜证，"脏寒生内满"，干姜温脏寒、除虚寒性腹满。

总之，厚朴七物汤证的腹满是厚朴证，可由大腹胀满拓展到胃脘胀满；厚朴、枳实一般用于实性、急重性腹满，轻缓证可以用大腹皮替代厚朴、枳壳替代枳实，而"脏寒生内满"是干姜证。

（三）厚朴七物汤证的病机拓展

汉代重阳气、以阳气为主导划分腹满的虚实。虚证腹满，"脏寒生内满"，多因脾阳失运、水湿阻闭、气机郁滞而成；实证腹满，阳气有余、积滞化热，因热结胃肠导致中焦气滞而成。

厚朴七物汤证的病机可以是积滞化热腹满兼风寒表证，也可以是阳虚体质基础上发生的积滞化热，其关键在于对桂枝证的理解。原著中该方证以素体脾胃阳虚为基础，外感风寒诱发脾胃气机郁滞，又化热伤津形成积热阻闭，而在表的风寒未解，桂枝汤主要的作用是发散风寒、解除表证。现代应用中，该方证多不具备风寒表证，积热阻闭与脾胃阳虚并见，桂枝汤的主要作用是温通脾胃阳气、防范寒凉药物的损伤。由此，该方证病机从积热阻闭兼表证的表里同病，拓展为积热阻闭兼脾胃阳虚的寒热错杂证。

厚朴七物汤主治寒热错杂证腹满，凡因寒热、湿滞，粪便排出不畅，肠中积气所造成的腹部胀满，皆可治疗。但应用时须掌握好桂枝量的调整。厚朴七物汤治疗腹满，如属实热之证，服后泻下肠中实邪即愈。如属虚寒之证，服二三剂以后，也颇见效。此为肠中停滞之秽浊物得以排出，腹胀暂时得到缓解，但不久即因虚寒所引起的浊气复充肠中，腹胀会复发。这种情况，应减去大黄、加大桂枝剂量，再加茯苓、白术等补脾之品，方可巩固疗效。

（四）厚朴七物汤的治未病特点

原著中厚朴七物汤的调整，主要是防范发表、攻里相互影响。现代应用中，该方需防范厚朴辛香温燥、大黄苦寒会耗气伤阴。故须中病即止，及时减停这两类药物。《证治汇补》云："辛香暂用。辛香之剂但治初起，郁结之气借此暂行开发。稍久气郁成热，便宜辛凉以折之，最忌香燥助火。如明知伤冷受寒而病者，方敢温散。亦暂法也。"又当慢病轻治，不图速效。《证治汇补》云："治无峻攻。医者不察，病起于虚，急于取效。病者苦于胀急，喜行利药，以求一时之快。不知稍宽一日，胀愈甚，病愈增，正愈伤，冀其再下，不可得矣。"

（五）厚朴七物汤的治法与治略特点

腹满相关疾病以肠梗阻与习惯性便秘为常见。这两种疾病所表现的本虚标实证是厚朴七物汤证。虽有桂枝汤温通，该方依旧属于急则治标的攻邪方剂，取效后需接续温调脾胃阴阳、复建胃肠功能的方剂。主导思路为：第一步，先祛实邪，攻下、行气以除满，核心药物是厚朴和大黄；第二步，再温调脾胃阴阳，核心药物是生白术和当归，辅助润肠通便药物如炒莱菔子、瓜蒌、火麻仁、郁李仁等；第三步，温补脾肾、固本善后，核心药物如肉苁蓉。

表24 厚朴七物汤临床应用八步法分析

观其脉证	知犯何逆	辨识未病	策略选择
1. 全身：发热十日，脉浮而数；苔黄燥，脉沉实有力 2. 主症：病腹满，积热、舌黄未下；便秘，腹痛拒按；或胃脘胀满 3. 未病：饮食如故	1. 全身病机：太阳表证；脾阳虚、心阳虚或全身阳气虚 2. 主症病机：积热气滞 3. 未病病机：非阳明里证	未病：饮食如故 1. 病传：化热入里 2. 药损：中病即止，辛香暂用；慢病轻治，不图速效 3. 间治：调补脾胃，助解表、攻下	1. 表里同病，宜发表攻里，表里同治； 2. 阳虚积热致满，宜行气泄满，温阳攻下
随证治之	治病求本	治疗未病	依法合方
主症"腹满"为厚朴、枳实证 1. 病情急重时，用厚朴、枳实 2. 病情轻缓时，用大腹皮、枳壳 3. "脏寒内满"，宜干姜	桂枝证与大黄证 1. 外寒内滞化热：桂枝解表，大黄攻里 2. 脾、心阳虚而积热气滞：桂枝温通，大黄下滞	1. 防病传：甘草、大枣、桂枝防邪入里 2. 防药损：①发汗不助热，不用麻黄汤、用桂枝汤，减桂枝一两；②攻下不碍汗，去芍药，减大黄一两 3. 间治法：生姜增至五两，助行气除满	厚朴七物汤 1. 先祛实邪，攻下、行气以除满 2. 温调脾胃阴阳，宜生白术、当归及炒莱菔子、瓜蒌、火麻仁、郁李仁等 3. 温补脾肾、善后固本，宜肉苁蓉

一、寒疝乌头桂枝汤原文八步法分析（表 25）

乌头桂枝汤见于《金匮要略·腹满寒疝宿食病脉证第十》寒疝病第 19 条，讲的是阴寒内结，邪滞肌表所致的腹痛，也就是寒疝兼表证的诊断与治疗。

【原文】寒疝腹中痛，逆冷，手足不仁，若身疼痛，灸刺诸药不能治，抵当乌头桂枝汤主之。

乌头桂枝汤方

乌头大者五枚

上一味，以蜜二斤，煎减半，去滓，以桂枝汤五合解之，得一升后，初服二合；不知，即取三合；又不知，复加至五合。其知者，如醉状，得吐者，为中病。

桂枝汤方

桂枝（三两，去皮）　芍药（三两）　甘草（二两，炙）　生姜（三两）　大枣（十二枚）

上五味，㕮咀，以水七升，微火煮取三升，去滓。（《金匮要略·腹满寒疝宿食病脉证第十》19 条）

第一步，观其脉证。

本条"寒疝腹中痛，逆冷，手足不仁"，为全身状态；"若身疼痛"，为主症；"灸刺诸药不能治"是未病提示。"抵当乌头桂枝汤主之"中的"抵当"是"蛭掌"，是水蛭的意思。方中并无水蛭，"抵当"此处为衍文，无意义。

"寒疝腹中痛，逆冷，手足不仁"是条 17 大乌头煎证的简略描述。条 17："腹痛，脉弦而紧，弦则卫气不行，即恶寒，紧则不欲食，邪正相搏，即为寒疝。寒疝绕脐痛，若发则白汗出，手足厥冷，其脉沉紧者，大乌头煎主之。"寒疝是一个发作性疾病，平素有腹痛、脉弦紧、恶寒、不欲食；发作时，疼痛剧烈、绕脐，冷汗出，手足厥冷，脉沉紧。本条全身状态"寒疝腹中痛，逆冷"是寒疝发作时临床表现的简要叙述。

本条主症"若身疼痛"，与"手足不仁"相合，同血痹黄芪桂枝五物汤主症"外证身体不仁，如风痹状"类似。

本条未病提示"灸刺诸药不能治"也与黄芪桂枝五物汤证类似。黄芪桂枝五物汤见第2条，在第1条"针引阳气，令脉和紧去则愈"之后，隐含"灸刺……不能治"之意。

第二步，知犯何逆。

本条病机为阴寒内结，邪滞肌表。

本条全身状态是条17的简略描述。条17："腹痛，脉弦而紧，弦则卫气不行，即恶寒，紧则不欲食，邪正相搏，即为寒疝。寒疝绕脐痛，若发则白汗出，手足厥冷，其脉沉紧者，大乌头煎主之。"寒疝，即寒性腹痛，此病素体阳虚、阴寒内盛，内外皆为寒邪阻闭。阴寒阻闭在外，卫气郁遏，平素见恶寒、脉弦，发作时还会"若发则白汗出，手足厥冷"；在内，阴寒阻闭脾胃阳气，见腹痛、不欲食、脉紧，发作时会出现疼痛绕脐、剧烈、脉沉紧。此病阴寒充斥内外而病在内，称为阴寒内结。本条"寒疝腹中痛，逆冷"，病机与条17相同，也是阴寒内结。

本条主症"身疼痛"提示卫气郁闭更为严重，卫气、营气均为寒邪阻闭，后世医家称为"邪滞肌表"。卫气闭阻，轻则见恶寒，发作时冷汗出、厥冷且脉沉紧；重则营卫均阻而见手足不仁及身疼痛。故条17"若发则白汗出，手足厥冷"，本条则为更为严重的"手足不仁"。整个第19条的病机是阴寒内结、邪滞肌表，与条17大乌头煎证内外皆寒、病在于内的单纯阴寒内结不同。

本条"手足不仁，若身疼痛"的病机，与血痹黄芪桂枝五物汤证的主症"外证身体不仁，如风痹状"类似。血痹由素体气血不足，外感风寒、营血痹阻引起。本条不只是素体气血不足，还有脾肾阳气均亏虚，外感风寒、营血痹阻的同时，也诱发阴寒内结的寒疝。

本条未病提示"灸刺诸药不能治"，即提示对于本条的表里同病，不要再使用灸刺以及常规的药物治疗。

第三步，辨识未病。

本条寒疝兼表证，病机为阴寒内结、邪阻肌表的表里同病。主要防范的事件有三，一，"灸刺诸药不能治"提示阴寒内结，疾病深重，灸刺等方法病重法轻，不效，不可选。《内经》有"毒药治其内，针石治其外"说，即内在脏腑的疾病首选药物治疗，而身体麻木不仁、疼痛等体表病症首选针石、灸刺等方法。如果体表病症严重，针石、灸刺无效时，需要换用药物治疗。《金匮》血痹轻证用的针刺方法，"令脉和紧去则愈"；血痹重证则用的是黄芪桂枝五物汤。本条出现"灸刺不能治"以后，也是换以药物治疗，用了桂枝汤。二是本条表里同病，不宜分治。徐忠可在《金匮要略论注》云："是或攻其内，或攻其外，邪气牵制不服"，故"更灸刺诸药不能治"。此条表里同病，治宜表里同治。三是本证本虚标实，常规的风险防范也要清楚，如攻邪既要辨别邪气的性质、轻重进行方药选择，也要大毒治病，十去其六，中病即止、勿伤害人体正气。

第四步，策略选择。

本条病机阴寒内结、邪滞肌表而表里同病，治疗宜温经散寒通内结而止疝痛，发散表寒而止身痛。未病提示病重不可轻治、合病不可分治，故采用表里合治的策略。

第五步，随证治之。

本条需要特殊处理的主症是身疼痛，病机为邪滞肌表。《伤寒论》《金匮要略》中，"表证"为体表病症，治宜发汗解表，无汗、表实用发汗峻剂麻黄汤，有汗、表虚用发汗轻缓的桂枝汤。本条未明确讲有汗无汗，理论上讲，麻黄汤、桂枝汤均有应用的机会。

第六步，治病求本。

本条"寒疝腹中痛，逆冷，手足不仁"，治宜大乌头煎。大乌头煎功能温经散寒止痛。程云来《金匮要略直解》云："乌头大热大毒，破积聚寒热，治脐间痛不可俯仰……一味单行，则其力大而厚。甘能解药毒，故内蜜以制乌头之大热大毒。"大乌头煎方，用乌头，大者五枚，以水三升，煮取一升，去滓，"内蜜二升，煎令水气尽，取二升"，与本方"乌头一味，以蜜二斤，煎减半，去滓"相同。

有学者将大乌头煎证的病机概括为"沉寒痼结"，示其阴寒内结之严重。寒性疼痛有轻重之分，用药也有区别。其轻证，可以用麻黄、桂枝治疗，如麻黄汤证、桂枝汤证中均有疼痛；中等证，可以用附子来治疗，如桂枝附子汤、白术附子汤、甘草附子汤、桂枝芍药知母汤以及附子粳米汤、薏苡附子散；重证，可以用乌头治疗，如乌头汤、乌头赤石脂丸、赤丸和大乌头煎。寒性疼痛，从麻黄、桂枝证到附子证，桂枝附子汤证的疼痛需达到不能自转侧的程度；从附子证到乌头证，疼痛需达到四肢厥逆、逆冷的程度。如附子粳米汤证与赤丸证，腹痛鉴别的要点在"厥逆"，条 17"手足厥冷"及本条"逆冷"也是证明。

第七步，治疗未病。

1. 阴寒内结重症，灸刺诸药不能治，需要用乌头，但要用蜜解乌头之毒。本条大乌头煎与桂枝汤先分煎、再合煎，以利于蜜充分解除乌头之毒。

2. 表里同治，治表用桂枝汤不用麻黄汤，就是因为本条阴寒内结，表里阳气均虚，麻黄汤发汗解表，容易损伤已经虚损的阳气。此与前面瓜蒌桂枝汤证、厚朴七物汤证，无论有汗无汗，均选桂枝汤、不选麻黄汤的原因相同。里虚而兼表风寒的身疼痛，《伤寒论》91 条、霍乱 387 条用桂枝汤，与此条同。

3.本证本虚标实，须防范乌头的损伤。大乌头煎"强人服七合，弱人服五合。不差，明日更服，不可一日再服"，既要区分体质强弱来决定剂量，也要限定服药的时间期限。本条服法"初服二合；不知，即取三合；又不知，复加至五合。其知者，如醉状，得吐者，为中病"，服药要逐渐增加剂量，也要中病即止，都是为了防范乌头的毒性损伤。

第八步，依法合方。

本条病机阴寒内结、邪阻肌表而表里同病，治疗宜温经散寒通内结而止疝痛，发散表寒而止身痛。未病提示重病不可轻治、合病不可分治，故采用表里合治的策略。第五步确定主症"身疼痛"，可以用麻黄汤或桂枝汤治疗，第七步治未病确定用桂枝汤、否定麻黄汤；第六步确定全身状态"寒疝腹中痛，逆冷，手足不仁"，是寒性疼痛，程度到达乌头证的程度，故用乌头温经散寒止痛，第七步治未病决定用蜜解毒，中病即止，剂量随体质强弱增减、不可以一日服两次。治疗策略选择表里合治，如徐忠可云："以乌头攻寒为主，而合桂枝全汤，以和荣卫，所谓七分治里，三分治表也。"

以上是用八步法分析了乌头桂枝汤证的原文，其要点为阳虚的乌头体质见阴寒内结的乌头证与身痛的桂枝证，用乌头桂枝汤来治疗，其中蜜来解乌头的毒、治未病，采用表里合治、治里为主的策略。用歌诀概括如下。

抵当乌头桂枝汤，表里同病合治方；

寒疝逆冷乌头证，里虚身痛桂枝汤；

灸刺不治乌头蜜，渐增剂量由弱强；

寒痛三级分轻重，乌头附子桂麻黄。

表 25　寒疝乌头桂枝汤原文八步法分析表

观其脉证	知犯何逆	辨识未病	策略选择
1. 全身：寒疝腹中痛，逆冷，手足不仁 2. 主症：若身疼痛 3. 未病：灸刺诸药不能治	1. 全身病机：阴寒内结 2. 主症病机：邪阻肌表 3. 未病病机：不可病重药轻、法轻	1. 病重，灸刺法轻无效 2. 表里合病，先后分治无效 3. 本虚标实、中病即止	表里同病，表里合治： 温经散寒通内结而止疝痛，发散表寒而止身痛

随证治之	治病求本	治疗未病	依法合方
邪阻肌表导致的身疼痛，治宜桂枝汤，或麻黄汤	全身：寒疝腹中痛，逆冷，手足不仁 ＝阴寒内结 ＝大乌头煎	1. 用乌头，用蜜解其毒 2. 用桂枝汤，防麻黄汤损伤 3. 中病即止，量渐增、分强弱	乌头桂枝汤 ＝大乌头煎＋桂枝汤

二、乌头桂枝汤临床应用八步法分析（表 26）

乌头桂枝汤功能逐冷调营。该方由乌头大者五枚，以蜜二斤煎、去滓，再加桂枝汤五合组成，主治阴寒内结，邪滞肌表所致寒疝兼表证。其中乌头大辛大热、兴阳温经以驱寒凝、止疝痛；桂枝汤调和营卫、解表散寒以止身痛。徐忠可《金匮要略论注》云："以乌头攻寒为主，而合桂枝全汤以和营卫，所谓七分治里，三分治表也。"蜂蜜与乌头同煎，一者可减其毒、缓其性；二者可温运中宫，助乌头以散里寒。现代中医临床应用本方主要治疗寒性疼痛，如阳虚寒盛的以剧烈疼痛为主症的消化系统、运动系统以及男科、妇科疾病等。

（一）乌头桂枝汤治疗寒性腹痛兼表证的现代应用

原著中寒疝是寒性的腹痛，可能只是消化系统疾病，而不是小肠疝气。原著该方主治寒性腹痛达到乌头证的程度，兼见风寒在表的桂枝证。

首先是乌头证的确认与处理技巧。乌头的疼痛证是寒性疼痛、痛到冷汗出、手足厥冷的程度，或者疼痛到附子不能止的程度。而应用乌头更为精细的技巧，需要从《金匮要略》中用附子、乌头的方剂提炼。

1. 桂枝附子汤

《金匮》湿病条 23 桂枝附子汤证提示了附子的应用思路，即依次判断"病机性质－主症的程度－无风险（未病）"等三个要点。条 23："伤寒八九日，风湿相搏，身体疼烦，不能自转侧，不呕不渴，脉浮虚而涩者，桂枝附子汤主之。若大便坚，小便自利者，去桂加白术汤主之。"此条是从麻黄、桂枝证的疼痛提升至附子证的疼痛。"伤寒八九日，风湿相搏"说明疼痛是由风寒湿三气闭阻肌表营卫引起，属于寒性疼痛。桂枝证、麻黄证都有身体疼痛，麻黄汤证甚至是头痛、身痛、腰痛、骨节疼痛。而"身体疼烦，不能自转侧"则表明，尽管麻黄证的疼痛可以是骨节疼痛，但是没有到"不能自转侧"的程度。如果到了不能自转侧的程度，就超越麻黄桂枝证，而属于附子证了。"不呕不渴"是说胃气正常、津液充足、没有热邪、没有附子主要的禁忌证，服用附子风险不大。整体来看，这句话是说，疼痛的性质、程度达到附子证，且没有附子主要的禁忌证和风险，才可以用附子，使用乌头，也应如此。

2. 白术附子汤

说明附子的剂量随疼痛程度调整。服用桂枝附子汤以后，疼痛减轻，附子的剂量也从三枚减到一枚半。

3. 甘草附子汤

提示附子的剂量也要根据患者的全身状态、体质强弱调整。甘草附子汤证，"骨节疼烦，掣痛不得屈伸，近之则痛剧"，疼痛程度比桂枝附子汤证更重，剂量反而比桂枝附子汤小，只用了二枚附子。这是因为甘草附子汤证的全身状态太差，"汗出短气，小便不利，恶风不欲去衣，或身微肿者"，表里阳气俱虚，已经不能耐受大剂量的附子，故而疼痛虽然加重，但附子剂量却下调。

4. 桂枝芍药知母汤

说明附子可以配伍清热药以治寒热错杂证，甚至热证。

5. 乌头汤

以芍药的敛、黄芪的补、甘草和蜂蜜的甘缓，反佐乌头与麻黄等大毒之品的峻散、攻伐，说明在全身状态差、正气不足而必须使用乌头时，一定要反佐扶正之品。

6. 肾气丸

用附子、桂枝配伍清利湿热的"三泻"及养阴的"三补"，制成丸剂，一是峻药缓服、慢病轻治，二是要防止附子、桂枝温燥太过化热、伤阴。这是疗程长，需要较长时间服用附子类药物的处理方法。

7. 乌头赤石脂丸

在薏苡附子散之后，说明其主症"心痛彻背、背痛彻心"已经到了附子不能止、需要用乌头的程度。配伍重镇收敛的赤石脂，因为久服乌头、附子类大辛大热药，心阳耗损而易浮动，动辄出现心悸、汗出。赤石脂这里是重镇、收敛反佐的作用。

8. 赤丸也有两个要点

首先，"寒气厥逆"是典型的乌头证，附子粳米汤腹痛加重到"厥逆"的程度，就应该用乌头止痛了；二是乌头证剧烈的疼痛，需要配伍朱砂等安神剂。

总之，性质、程度、无风险是判断乌头证三个主要的要点，寒性疼痛严重到

"逆冷""白汗出"，或者疼痛到附子不能止的程度就可以用乌头止痛。具体应用中要注意配伍。

其次，是桂枝汤证的确认。《金匮要略》中，表证为体表病症，身体疼痛是判断"表证"的"金指标"，不必有恶寒发热。表证概念的古今差异一定要清楚。原著中乌头桂枝汤证在里有阴寒内结、绕脐痛、若发则白汗出及手足厥冷的同时，需要有身体疼痛、手足麻木，是在里的乌头证和在表的桂枝证的合病。

再次，是风险防范与间接治疗。一方面，防范乌头的损伤，把握阴寒内结的病机性质，保障胃中和、不呕不渴，要学会赤石脂、朱砂的反佐及蜜、甘草的解毒作用。要从小剂量用起，防止毒性蓄积，且要中病即止。另一方面，桂枝汤温补中气，对脾胃虚寒引起的寒疝腹痛可以起到基础治疗、辅助治疗的作用，也可以理解为辅助乌头止痛的间接治疗作用。

最后，是策略选择。原著选择乌头煎与桂枝汤合方，是将表里合治作为首要的策略选择。在具体应用中要把握治疗整个过程的换方节点，急性期注意由大毒到常毒的降级，由乌头剂降级到附子剂、桂枝剂；缓解期注意温补中焦及应用补肝肾剂，如理中汤、香砂六君子汤及肾气丸类。

（二）乌头桂枝汤证的主症拓展

乌头桂枝汤证由乌头证和桂枝证两个药证构成。乌头证主要是疼痛部位的变化，如腹痛由原主治的下消化道疾病拓展到上消化系统疾病，如慢性胃炎、胃肠溃疡等，及其他系统疼痛性疾病，如痛经等。桂枝证主要是疼痛程度的变化，风湿性关节炎、类风湿性关节炎、强直性脊柱炎等属于寒痹，其疼痛轻症可以是桂枝证，而疼痛重症可以是乌头证，用乌头桂枝汤治疗（乌头证从里拓展到体表）。

汉唐时期，表证为体表病症，身体疼痛是判断表证的"金指标"，不必有恶寒、发热。现在的表证是外感病初期，见恶寒发热、舌淡苔薄白、脉浮。桂枝汤证的典型证就是太阳中风有汗的表虚证，其第一类拓展证是身体关节疼痛、麻木、汗出、风疹的体表病症；"损其心者，调其营卫"，其第二类拓展证是心悸等心系疾病；桂枝可补中益气、其第三类拓展症是脾胃虚弱病症；桂枝可以温通经脉，其第四类拓展病症是肝肾寒滞于脏或滞于经脉的病症。故乌头桂枝汤证的邪滞肌表，也可以从第一类到第四类拓展。

（三）乌头桂枝汤证的病机拓展

原著该方证为内有阴寒内结、外有风寒阻闭的表里同病，是乌头证叠加了桂枝证。其病机的拓展也在这两个药证的关系上，如从原著"和"的关系转变为"或"的关系。如该方证可以只是乌头里证而无桂枝表证，桂枝汤的作用为温通经脉、补中益气、疏肝理气，而不是辛温解表、散寒止痛。阴寒邪气阻闭经脉，或脾胃、肝经的虚寒闭阻，只要其疼痛主症达到乌头证即可应用乌头桂枝汤。当然，虚寒闭阻严重到乌头证的程度，没有疼痛，也可以应用该方。

（四）乌头桂枝汤的治未病特点

首先，是乌头的安全使用。原著用乌头非常谨慎，如配伍甘草、蜜解毒；根据体质强弱决定剂量，逐渐加量；日服一次，避免蓄积中毒，中病即止。

其次，是桂枝的安全使用。桂枝动血脉，会增加月经出血量。在使用乌头桂枝汤治疗痛经等月经疾病时会出现这种情况，尤其是月经量多时有可能诱发崩漏。这种情况，可以用乌药替代桂枝。

最后，是桂枝辅助乌头的间接治疗作用。寒疝的基础体质是阳虚寒阻，桂枝汤的基本作用是温通，这是乌头峻逐阴寒的基础，对于乌头散寒止痛而言，也是间接治疗，起到相辅相成的作用；又桂枝汤调和营卫、温护心阳，可以防止乌头大辛大热、损耗心阳，起到相反相成的反佐作用。

（五）乌头桂枝汤的治法与治略特点

1. 急性期，乌头一味，药专力宏，峻逐沉寒痼结而止剧痛；合桂枝汤，表里双解。也要把握大毒治病的原则，可以接续使用当归生姜羊肉汤等方剂。

2. 缓解期，善后固本，补益脾肾，防止复发。

表 26　乌头桂枝汤临床应用八步法分析表

观其脉证	知犯何逆	辨识未病	策略选择
1. 全身：寒痛，逆冷，手足不仁 2. 主症：寒痛，逆冷、白汗出，手足不仁，如消化系统、运动系统以及男科、妇科疾病等 3. 未病：灸刺诸药不能治	1. 全身病机：阴寒内结 2. 主症病机：邪阻肌表或阳虚寒盛 3. 未病病机：不可病重药轻、法轻	1. 病重，灸刺法轻无效 2. 表里合病，先后分治无效 3. 本虚标实、中病即止	1. 温经散寒通内结而止疝痛，发散表寒而止身痛 2. 表里合治
随证治之	治病求本	治疗未病	依法合方
寒性疼痛的分级用药为：桂枝，附子，乌头	全身：寒疝腹中痛，逆冷，手足不仁，为阴寒内结的大乌头煎证	1. 用乌头，用蜜解其毒 2. 用桂枝汤，防麻黄汤损伤、桂枝动血脉 3. 中病即止，量渐增、分强弱	乌头桂枝汤 ＝大乌头煎＋桂枝汤 缓解期，当归生姜羊肉汤、理中汤、六君子汤及肾气丸类

一、痰饮苓桂术甘汤原文八步法分析（表27）

苓桂术甘汤见《金匮要略·痰饮咳嗽病脉证并治第十二》痰饮病第16、17条，讲的是"痰饮病当以温药和之"的具体应用。

【原文】病痰饮者，当以温药和之。（《金匮要略·痰饮咳嗽病脉证并治第十二》·15）

心下有痰饮，胸胁支满，目眩，苓桂术甘汤主之。（《金匮要略·痰饮咳嗽病脉证并治第十二》·16）

苓桂术甘汤方

茯苓（四两）　桂枝　白术（各三两）　甘草（二两）

右四味，以水六升，煮取三升。分温三服，小便则利。

夫短气有微饮，当从小便去之，苓桂术甘汤主之，肾气丸亦主之。（《金匮要略·痰饮咳嗽病脉证并治第十二》·17）

第一步，观其脉证。

本方证全部临床信息在第15、16、17条中。全身状态为条16"心下有痰饮"，主症在条16是"胸胁支满，目眩"，《伤寒论》条67是"气上冲胸，起则头眩"，胸胁部支撑胀满、头目眩晕。未病提示是条15"病痰饮者，当以温药和之"，条17"夫短气有微饮，当从小便去之"。

第二步，知犯何逆。

条16"心下有痰饮"，"心下"是疾病发生的具体部位，是病痰饮的停聚部位；而痰饮是病因，由阳虚、不能运行水液而形成，是有形的邪气。"心下有痰饮"为脾胃阳虚、痰饮停聚，或心脾阳虚、痰饮停聚。《伤寒论》条67与本条类似。《伤寒论》条 67："伤寒若吐若下后，心下逆满，气上冲胸，起则头眩，脉沉紧，发汗则动经，身为振振摇者，茯苓桂枝白术甘草汤主之。"外感病治疗过程中误用汗、吐、下的治法，损伤了心脾的阳气，导致水饮停聚于心下。两条不同之处在于，《金匮》条 16 是平素的心脾虚损，而《伤寒论》条 67 是误治的损伤。

条 16 是"胸胁支满，目眩"，或《伤寒论》条 67"气上冲胸，起则头眩"。心下有痰饮停聚，阻滞气机升降，见胸胁部支撑胀满；痰饮阻闭中焦气机，清阳不升、浊阴不降，痰饮蒙蔽清窍致头目眩晕。如尤在泾云："痰饮，阴邪也，为有形。以形碍虚则满，以阴冒阳则眩。"

本条未病提示条 15"病痰饮者，当以温药和之"和条 17"夫短气有微饮，当从小便去之"，是说痰饮较轻，不可以采用峻逐的方法治疗。

总之，本条全身状态"心下有痰饮"的病机为心脾阳虚、痰饮停聚；主症"胸胁支满，目眩"由痰饮阻闭导致中焦气滞、清窍蒙蔽所致。

第三步，辨识未病。

首先，从病机来分析，本条为心脾阳虚导致的痰饮停聚，本虚标实，祛邪不可以伤正，尤其是在痰饮较轻时，更应该在祛痰饮的同时培护阳气、防止复发，当温和地从小便去除痰饮，不可以峻逐痰饮，或用发汗、吐法、下法来治疗。原文用条 15"病痰饮者，当以温药和之"和条 17"夫短气有微饮，当从小便去之"来说明这一点。

其次，从主症轻重缓急来分析，条 15、17 是说在痰饮较轻的情况下，应当以温药和之、从小便去除痰饮，不可以采用峻逐的方法治疗。水饮痰涎停聚可轻可重。严重的痰饮，不峻攻则不能去除，可根据痰饮聚集部位采用发汗、攻下、呕吐以及利小便的方法治疗；轻微的痰饮，或原本严重而经过治疗变得轻微的痰饮，治疗应当用温和的方法从小便去除，不可峻逐，以防止损伤阳气。

最后，从间接治疗分析，健脾益气可以杜绝痰饮的来源。

第四步，策略选择。

本条治略为"病痰饮者，当以温药和之"及"夫短气有微饮，当从小便去之"，具体的方剂是苓桂术甘汤和肾气丸。

第五步，随证治之。

"胸胁支满，目眩"，是痰饮停聚、中焦气滞、痰饮蒙蔽清窍所致，治宜温和地利小便，为茯苓证。茯苓淡渗利湿而健脾，作用温和。赵以德认为："本草茯苓能治痰水、伐肾邪……淡渗手太阴，引入膀胱。"《神农本草经》谓茯苓"主胸胁逆气，忧恚，惊邪，恐悸，心下结痛，寒热烦满，咳逆，口焦舌干，利小便"，其主症、作用与本条"胸胁支满，目眩"接近。

第六步，治病求本。

治病求本，本条用桂枝。本条全身病机为心脾阳虚、痰饮停聚，治疗宜温通阳气、健脾利水。其中，痰饮的祛除已经在"随证治之"分析，本步分析心脾阳虚的治疗。心脾阳虚，应当温补温通，药物如桂枝、附子等。考虑到"温药和之"的治法，本方选择桂枝温通心脾阳气。

刘渡舟教授总结桂枝作用为"补中气，平冲气，散结气"，这三个作用在本方都有体现。本条心脾阳虚、中气不足，桂枝可温通心脾、补中气；本条主症有"胸胁支满"，《伤寒论》条67"心下逆满，气上冲胸，起则头眩"，有痰饮阻滞、阳气冲逆，桂枝可平冲气；条16"心下有痰饮"，桂枝可以起到散痰饮结聚的作用。

第七步，治疗未病。

1. 在防范药物损伤方面，祛除痰饮当"温药和之""从小便去之"，不可以采用峻逐的药物，如甘遂等。这些可以体现在前面茯苓与桂枝的选择上，茯苓可渗湿、桂枝可通阳，二者都是温和的药物，

2. 间接治疗方面，起主要作用的是白术。白术在本方中有两个作用：一是，祛痰饮，如赵以德云："白术除风眩燥痰水，除胀满，以佐茯苓"；二是，健脾以杜绝生痰之源。

第八步，依法合方。

本方起到整合诸药作用的药物是甘草。赵以德云："然中满勿食甘，用甘草何也。盖桂枝之辛，得甘则佐其发散，和其热而使不僭也。复益土以制水，甘草有茯苓，则不支满而反渗泄。《本草》曰：甘草能下气。除烦满也。"

总之，本方四个药物各自起到不同的作用。茯苓祛痰渗湿，去除主症"胸胁支满，目眩"；桂枝温通心脾阳气，治疗心脾阳虚；白术可以健脾而杜绝生痰之源起到间接治疗、治未病的作用；甘草调和诸药，最后依法合方的作用，整个方剂治疗心脾阳虚的桂枝体质，见痰饮结滞眩晕、胸胁支满的茯苓证，体现"温药和之"的治疗策略，起到温阳化饮、健脾利湿的作用。

表 27 痰饮苓桂术甘汤原文八步法分析表

观其脉证	知犯何逆	辨识未病	策略选择
1. 病机：心下有痰饮 2. 主症：胸胁支满，目眩 3. 未病：病痰饮者，当以温药和；夫短气有微饮，当从小便去之	1. 全身病机：心脾阳虚 2. 主症病机：中焦气滞，痰浊蒙蔽 3. 未病病机：不可峻逐	1. 温药和之，不可峻逐 2. 小便利之，不必吐、下、发汗 3. 间接治疗，可以健脾	温阳化饮，健脾利湿 1. 温药和之 2. 从小便去之
随证治之	治病求本	治疗未病	依法合方
茯苓证：眩悸	桂枝：温通心脾	1. 不用泽泻、甘遂及附子类峻猛药物 2. 白术健脾、杜生痰之源	苓桂术甘汤＝苓术＋桂甘

二、苓桂术甘汤临床应用八步法分析（表 28）

苓桂术甘汤功能通阳化气、健脾利水。该方由茯苓四两，桂枝、白术各三两，甘草二两组成，主治脾虚饮停的痰饮。刘渡舟教授认为该方："以苓、桂为君，白术、炙甘草为臣，茯苓在方中的作用有四个方面：即甘淡利水消饮，宁心安神定惊，行治节之会，利肺气以通水道，健脾助白术以利水湿。桂枝在方中有三个作用：即通心阳而消饮，下气降冲，补心阳以制水饮。若无桂则茯苓不能通心阳而降冲逆，无苓则桂枝不能化饮利水。因此，苓桂配伍，相辅相成，实为通阳降冲、化饮利水之主药。方中更以白术健脾制水，炙甘草助桂以通阳。本方实为苓桂剂的代表。"

苓桂术甘汤体现"温药和之"的痰饮病治疗大法，适用于所有痰饮病。这些疾病涉及消化、循环、神经、呼吸、泌尿等多个系统；主症离散度大，有眩晕、心悸、胸胁支满、背寒冷如手大、小便不利、短气、心下逆满、气上冲胸、身体振振动摇等；病机随着痰饮停聚部位的不同有脾胃、心肺、肝肾阳虚的差异，难以找到一个统一的病机，这给学习掌握这个方剂的临床应用带来了一定的难度。

（一）苓桂术甘汤治疗狭义痰饮的现代应用

狭义痰饮是苓桂术甘汤的典型应用。狭义痰饮，原著描述为"其人素盛今瘦，水走肠间，沥沥有声"，为脾虚饮停引起。条 16 属于此类痰饮，慢性胃炎、胃溃疡、胃下垂、胃潴留以及胃切除后的"倾倒综合征"等疾病，由脾虚饮停导致，见"胸胁支满，目眩"，及体型偏瘦和心下震水音，面色苍白、头昏、眩晕、晕厥、颤抖、心悸、出汗等自主神经失调症状，即可考虑使用本方治疗。当然，消化系统疾病发展到苓桂术甘汤证的程度，也需要一个长期的演变过程。疾病初发时多为湿热中阻，反复发作、损伤脾胃阳气才会形成阳虚饮停。其鉴别要点：湿热中阻时，见舌红苔黄腻；阳虚饮停，则舌体胖大、苔白滑。

该方证临床表现可以用桂枝体质见茯苓证来概括。茯苓证为"胸胁支满，目眩"，腹部软弱而胸胁部胀满、胃内有振水声，或以胃中有振水声为主诉，舌体胖大、苔白滑。严重时可加用半夏燥湿祛痰，甚至是用干姜温阳化饮。

桂枝体质，即"其人素盛今瘦"，系由脾胃阳虚，不能运化水谷、生成气血以养肌肤，肌肤失养而成。脾胃阳虚亦可由心阳不足、火不生土引起，故可伴见心悸，即"气上冲胸"。阳虚内寒、体型偏瘦、易见心悸，这是"形寒"桂枝体质的特点。与茯苓证叠加，苓桂术甘汤证的特点是桂枝"形寒"体质见眩、悸、胃脘支撑伴振水音的饮停的茯苓证。

该方治未病要点：一是，痰饮病情较轻，茯苓渗湿即可，不可以用泽泻类利水，更不可以用甘遂类峻逐。二是，用白术健脾以杜绝痰饮生产之源。

该方是痰饮病治法"温药和之"的具体应用，主治狭义痰饮轻症，或者重证经过治疗变轻以后"微饮"证。结合条17："夫短气有微饮，当从小便去之，苓桂术甘汤主之，肾气丸亦主之"，可以推断苓桂术甘汤作用温和，是介于善后固本的肾气丸与祛痰饮的峻逐剂之间的方剂，如甘遂半夏汤证，或己椒苈黄丸证，在"大毒治病，十去其六"，邪气去除大半以后，可以接续使用该方。

（二）苓桂术甘汤证的主症拓展

该方向广义痰饮拓展以茯苓证主导，系从茯苓证的一个主症向另一个主症拓展。《神农本草经》谓茯苓"主胸胁逆气，忧恚，惊邪，恐悸，心下结痛，寒热烦满，咳逆，口焦舌干，利小便"。

其中，（1）"胸胁逆气""心下结痛"，即条16"心下有痰饮，胸胁支满"以及《伤寒论》条67"伤寒若吐若下后，心下逆满"；（2）"忧恚，惊邪，恐悸"即《伤寒论》条67"气上冲胸"，气上冲即心悸、大血管跳动的感觉；（3）"寒热烦满，咳逆"，痰饮篇36~40条苓桂剂接续小青龙汤之后使用；（4）"利小便"，如条17"夫短气有微饮，当从小便去之，苓桂术甘汤主之"。结合条16，茯苓证的主症为逆满、眩悸、咳嗽、小便不利；茯苓淡渗利湿、作用温和，茯苓痰饮证的特点是"微饮"。《本草求真》将茯苓与通草、土茯苓、茯神等归于渗湿类，将泽泻、木通、车前子、茵陈、猪苓等归于泻湿类，而大戟、芫花等归于泻水类。渗湿、泻湿、利水是对药物利水湿作用强度从弱到强的三级排列。综上所述，茯苓证是包括逆满、眩悸、咳嗽、小便不利的"微饮"证。

1. 逆满

"心下有痰饮，胸胁支满"，"心下逆满"，该方主治狭义痰饮属于此类。特点是胃中有振水声，如胃下垂、消化性溃疡、慢性胃炎、神经性呕吐、胃肠神经官能症等。

2. 眩晕

该方主治以眩晕为主诉的疾病，如耳源性眩晕、高血压性眩晕、神经衰弱性眩晕、低血压、椎－基底动脉供血不足等。

3. 心悸

该方可以主治以心悸为主诉的疾病，如风湿性心脏病、冠心病、高血压性心脏病、肺源性心脏病、心律失常、心脏神经官能症、心脏瓣膜病、心肌炎等。

4. 咳嗽

该方主治以胸胁部胀满、咳嗽为主诉的疾病，如急慢性支气管炎、支气管哮喘、百日咳、胸膜炎、心包积液等。

5. 小便不利

该方可以治疗以小便不利为主证的疾病，包括慢性肾炎、肾结石等，或者需要利小便来治疗的疾病，如特发性水肿、妇科带下、羊水过多、小儿狐疝等。

6. 微饮

该方可以治疗任何部位的局部组织水肿，眼科疾病，如白内障、结膜炎、病毒性角膜炎、视神经萎缩、中心性浆液性脉络膜炎，视网膜病变等也有使用的机会。也可以用于耳鸣、睾丸鞘膜积液等。

总之，苓桂术甘汤证的主症是茯苓证，可以由逆满、眩悸、咳嗽、小便不利的"微饮"的茯苓证来把握其主症特点。

（三）苓桂术甘汤证的病机拓展

该方证的病机拓展，可从桂枝的作用分析。

1. 逆满

"胸胁支满"或"心下逆满"，由脾胃虚弱，寒湿内阻引起。从这个病机出发，有注家将本篇"夫心下有留饮，其人背寒冷如手大"用本方治疗。当然也可以把该方拓展用于治疗胃脘部的寒冷。

2. 眩晕

"诸风掉眩，皆属于肝"，加上条16主症"心下有痰饮，胸胁支满"，有注家认为本方证的病机是土壅木郁，即脾阳虚饮停导致肝气壅遏化风，而"肝欲散，急食辛以散之"，桂枝辛温，可以疏风、解郁而疏肝。

3. 心悸

从临床有关文献报道来看，本方在心血管疾病方面应用最为广泛，并且有较好的疗效。桂枝可以温通心阳，苓桂术甘汤证的病机为痰湿阻滞、水气凌心。

4. 咳嗽

呼吸系统疾病应用本方，病机责之于肺、脾、肾，兼痰饮内停。

5. 小便不利

典型的如泌尿系统疾病，证属肾阳虚失运、膀胱湿滞者。"膀胱者，州都之官，津液藏焉，气化则能出矣"。桂枝可以通阳化气，与茯苓合用可以利水。

6. 微饮

桂枝温通阳气、温通经脉，可以入五脏六腑、全身经脉，没有部位的限制；茯苓渗湿，也没有部位限制。故而全身任何部位的阳虚水停，无论是通过脉症分析而来，还是现代技术发现组织的水液蓄积、肿大，程度不严重时，都是苓桂术甘汤证。

总之，苓桂术甘汤证的主症是茯苓证，包括逆满、眩悸、咳嗽、小便不利、"微饮"等，其病机则通过桂枝温通五脏六腑、全身阳气的作用，由脾胃阳虚饮停拓展至肝、心、肺、肾全身各部位的阳虚饮停，各证对应的病机为阳虚饮停、痰饮滞脾、壅肝、凌心、射肺、稽留膀胱与停于周身。

（四）苓桂术甘汤的治未病特点

1. 防范药物损伤，从"病痰饮者，当以温药和之"和"夫短气有微饮"出发，不要使用作用峻猛的药物。

2. 脾为生痰之源，苓桂术甘汤整个方剂温阳利水、健脾祛湿，可以杜绝痰饮生产的来源。

（五）苓桂术甘汤的治法与治略特点

应用苓桂术甘汤的策略与关键在于把握其本虚标实与"微饮"的特点，在先泻实邪、后补正虚的治疗过程中，确定该方证的位点。在痰饮急性发作，痰饮较重时应针对主症选择作用较强的方剂；当痰饮转轻时，换用苓桂术甘汤；痰饮再减轻时，可以用肾气丸温补肾气、善后固本。这就是条17"夫短气有微饮，当从小便去之，苓桂术甘汤主之，肾气丸亦主之"要表达的内容。在这个治疗过程中，三个先后依次使用的方剂构成了一个方剂系列，如下。

1. 逆满：温脾汤 – 苓桂术甘汤 – 肾气丸方系。

2. 眩晕：泽泻汤 – 苓桂术甘汤 – 肾气丸方系。

3. 心悸：真武汤 – 苓桂术甘汤 – 肾气丸方系。

4. 咳嗽：小青龙汤 – 苓桂术甘汤 – 肾气丸方系。

5. 小便不利：真武汤 – 苓桂术甘汤 – 肾气丸方系。

表28　苓桂术甘汤临床应用八步法分析表

观其脉证	知犯何逆	辨识未病	策略选择
1.全身："其人素盛今瘦"，形寒、"气上冲胸" 2.主症：（1）逆满：脾阳虚饮停、气滞气逆；（2）眩晕：脾阳虚饮停、肝郁化风；（3）心悸：心阳虚饮停、水饮凌心；（4）咳嗽：心、脾阳虚饮停、水饮射肺；（5）小便不利：肾阳虚饮停、稽留膀胱	1.全身病机：心脾阳虚 2.主症病机：中焦气滞，痰浊蒙蔽 3.未病病机：不可峻逐	未病：阳气不足 1.防病传：温药和之，不可峻逐 2.防药损：小便利之，不必吐、下、发汗 3.间治法：健脾	温阳化饮，健脾利湿 1.温药和之 2.从小便去之 3.先泻实、后补虚

随证治之	治病求本	治疗未病	依法合方
茯苓：淡渗利湿 茯苓证为"微饮"证，即逆满、眩悸、咳嗽、小便不利的"微饮"证	桂枝：温通心脾肝肾，化气、疏肝	1.防病传：积极治疗 2.防药损：不用泽泻、甘遂及附子类峻猛药物 3.间治法：白术健脾，杜生痰之源	苓桂术甘汤 1.逆满：温脾汤 – 苓桂术甘汤 – 肾气丸方系 2.眩晕：泽泻汤 – 苓桂术甘汤 – 肾气丸方系 3.心悸：真武汤 – 苓桂术甘汤 – 肾气丸方系 4.咳嗽：小青龙汤 – 苓桂术甘汤 – 肾气丸方系 5.小便不利：真武汤 – 苓桂术甘汤 – 肾气丸方系

一、消渴白虎加人参汤原文八步法分析（表29）

白虎加人参汤见《金匮要略·消渴小便不利淋病脉证并治第十三》消渴病第12条，主要阐释肺胃热盛消渴的诊断与治疗。本方证本虚标实，本虚为气阴两虚，与白虎汤证比较，除里热炽盛外，以气伤津亏为特征。徐大椿说："若更虚羸，则为竹叶石膏汤症矣。"（《伤寒论类方》）标实为肺胃热盛。本方证为消渴病肺胃热盛、气阴两虚证，与阳明病中里热炽盛、津气两伤的白虎加人参汤证，属于病异证同，在主症和全身状态划分上是不同的。

【原文】厥阴之为病，消渴，气上冲心，心中疼热，饥而不欲食，食即吐，下之不肯止。（《金匮要略·消渴小便不利淋病脉证并治第十三》·1）

寸口脉浮而迟，浮即为虚，迟即为劳，虚则卫气不足，劳则荣气竭。趺阳脉浮而数，浮即为气，数即为消谷而大坚，气盛则溲数，溲数即坚，坚数相搏，即为消渴。（《金匮要略·消渴小便不利淋病脉证并治第十三》·2）

渴欲饮水，口干舌燥者，白虎加人参汤主之。（《金匮要略·消渴小便不利淋病脉证并治第十三》·12）

石膏一斤（碎，绵裹）　知母六两　甘草二两（炙）　粳米六合　人参三两

上五味，以水一斗，煮米熟汤成，去滓，温服一升，日三服。

附：服桂枝汤，大汗出后，大烦渴不解，脉洪大者，白虎加人参汤主之。（《伤寒论》·26）

伤寒若吐、若下后，七八日不解，热结在里，表里俱热，时时恶风，大渴，舌上干燥而烦，欲饮水数升者，白虎加人参汤主之。（《伤寒论》·168）

伤寒无大热，口燥渴，心烦，背微恶寒者，白虎加人参汤主之。（《伤寒论》·169）

伤寒，脉浮，发热，无汗，其表不解，不可与白虎汤。渴欲饮水，无表证

者，白虎加人参汤主之。（《伤寒论》·170）

若渴欲饮水，口干舌燥者，白虎加人参汤主之（《伤寒论》·222）

阳中热者，暍是也。汗出恶寒，身热而渴，白虎加人参汤主之。（《金匮要略·痉湿暍病脉证第二》·26）

第一步，观其脉证。

白虎加人参汤证需要有全身状态、主症和风险提示三组临床表现，在原文中按次序叙述。条12"渴欲饮水，口干舌燥者，白虎加人参汤主之"，只有两个症状。"渴欲饮水"是全身状态，"口干舌燥"则是主症，未病提示和对全身状态的详细描述在本篇第一、第二条中。

第1条"厥阴之为病，消渴，气上冲心，心中疼热，饥而不欲食，食即吐，下之不肯止"。其中，"厥阴之为病，消渴"是全身状态，而"饥而不欲食，食即吐，下之不肯止"是为未病提示。

第2条第1句"寸口脉浮而迟，浮即为虚，迟即为劳，虚则卫气不足，劳则荣气竭"是全身状态。第二句"趺阳脉浮而数，浮即为气，数即消谷而大坚，气盛则溲数，溲数即坚，坚数相搏，即为消渴"，则讲消渴的成因，以及消渴病多食、多尿、大便坚等主症。

总之，本方证"渴欲饮水"为决策的情景，与第一条"厥阴之为病，消渴"，以及第二条"寸口脉浮而迟，浮即为虚，迟即为劳"是讲全身状态；"口干舌燥"是本方证主症，是在消渴基础上出现的特殊情况；第一条"饥而不欲食，食即吐，下之不肯止"是未病提示。

第二步，知犯何逆。

首先是全身状态和总的病机。条12"渴欲饮水"是津液不足的表现，导致津液不足的原因有虚实两面，实邪方面是邪热耗伤，虚损方面是气虚而津液不能上呈而下泄太过，同时小便频数也可损伤津液。《素问·经脉别论》篇："饮入于胃，游溢精气，上输于脾。脾气散精，上归于肺，通调水道，下输膀胱。水精四布，五经并行，合于四时五脏阴阳，揆度以为常也。"在这个过程中，胃、脾、肺各自的作用不同，胃是受纳津液的第一个脏腑，脾将胃中津液上输至肺，而肺则通调水道、将水液下输至膀胱。如果胃中有热，邪热既可以直接损耗津液，也可以加速水液的运行与排泄，迫使水液过度从汗液、大便或小便排出而损伤津液。第二条"趺阳脉浮而数，浮即为气，数即为消谷而大坚，气盛则溲数，溲数即坚，坚数相搏，即为消渴。"描述这一过程，胃气盛则小便数、损伤津液而引起消渴。而脾气虚、向肺输布津液不足，肺中有热而迫使津液下泄的作用太过，加剧小便频数、加重津液的损伤。

故而，结合第 2 条、12 条的"渴欲饮水"，可以由肺胃热盛、脾气不足导致虚实均可引起。其一，如上所述，第 2 条的第 2 句说明胃热所致的两种津液损伤是可以存在的，而胃热及肺，肺中有热加重津液损伤。其二，条 2 第 1 句表明脾气虚。第 2 条第 1 句"寸口脉浮而迟，浮即为虚，迟即为劳，虚则卫气不足，劳则荣气竭"，即说明消渴病本身就是营卫虚劳前提下的邪热伤阴，如尤在泾的注释是："诊寸口而知营卫之并虚，诊趺阳而知胃气之独盛。合而观之，知为虚劳内热而成消渴也。"第 1 条也支持这个病机。

第 1 条是厥阴病的提纲证，具体到消渴的成因，既有邪热伤阴的一面，也有阴阳两虚、脾胃虚寒的一面。第一条前半句的"厥阴之为病，消渴，气上冲心，心中疼热等证"，它反映了厥阴的相火和风阳之邪的汹汹之势，是邪热伤津导致消渴的偏实的一面；后半句"饥而不欲食，食即吐，下之不肯止"是阴寒未消和脾胃虚寒的偏虚的一面。因此，厥阴病既不可认为全热，又不得认为全寒。它应是虚实寒热错杂的一种疾病。其中，消渴的原因也与第 2 条类似，既有邪热伤津，也有脾气虚、津不上呈。

总之，消渴病本虚标实，是在虚损基础上出现了热盛伤阴。条 12 "渴欲饮水"也是虚损基础上的肺胃热盛导致，这里的虚损主要是脾气虚。

其次是主症"口干舌燥"。口舌干燥，是肺胃有热的表现，说明本条消渴病的"渴欲饮水"系肺胃热盛而气阴两虚，更偏向于肺胃热盛而不是气阴两虚。

最后是未病提示。第 1 条"饥而不欲食，食即吐，下之不肯止"提示脾胃虚寒，纵然暂以肺胃热盛津伤为主，本虚则贯穿始终。

综上所述，本证本虚标实，气阴两虚为本，肺胃热盛为标，总体偏向于肺胃热盛。

第三步，辨识未病。

其一，本方证本虚标实，纵然暂以肺胃热盛津伤为主，本虚是始终存在的。治疗时慎用攻下，既要驱邪不伤正，也要中病即止。

其二，间接治疗，恢复胃、脾、肺水液代谢的功能，以恢复水液正常升降输布为目的。

其三，防范可能的药物损伤。

第四步，策略选择。

本证本虚标实，气阴两虚而肺胃热盛，治疗宜清泻肺胃，益气生津。热偏盛，清热为主；虚偏重，益气养阴为主；邪去，逐渐转向以补益为主。

第五步，随证治之。

"口干舌燥"是石膏证。从病机分析，"口干舌燥"是肺胃热盛伤津，石膏入肺胃经，清热泻火，除烦止渴；从药症分析，《神农本草经》载石膏"主中风寒热，心下逆气惊喘，口干，苦焦，不能息，腹中坚痛"，"口干，苦焦"，即条12"口干舌燥"。"苦焦"即舌苔焦黄起刺的意思。总之，肺胃热盛的消渴，见到舌红苔焦黄起刺是石膏证，可以用石膏治疗。

第六步，治病求本。

消渴病本虚标实，本条肺胃热盛、气阴两虚"渴欲饮水"是人参证、知母证。人参大补元气，补脾益肺，生津止渴；知母清热泻火，除烦止渴。

"渴欲饮水"是人参证。从仲景条文来看，白虎汤各条均未谈及渴证，而白虎加人参汤证则均涉及口渴。《名医别录》载人参"调中，止消渴"。由此可见，本方证是白虎汤证兼口渴，口渴是人参证。

又本条"渴欲饮水"偏肺胃热盛，故加知母，加强清热养阴的作用。《神农本草经》载知母"味苦寒，主消渴，热中，除邪气，肢体浮肿，下水，补不足，益气"。其中，"消渴，热中"，即胃热伤津引起的消渴，本条"渴欲饮水"也是知母证。

第七步，治疗末病。

1.第一条"饥而不欲食，食即吐，下之不肯止"提示脾胃虚寒，纵然一时性地以肺胃热盛津伤为主，本虚是始终存在的。治疗时既要驱邪不伤正，也要中病即止。

2.间接治疗：人参大补元气，补五脏，帮助恢复水液正常的输布。

3.防范药物损伤：石膏害胃，知母滑肠，用粳米、甘草益脾胃。

第八步，依法合方。

综上所述，本方证中气阴两虚的"渴欲饮水"为人参、知母证，肺胃热盛损伤津液的"口干舌燥"及舌红苔焦黄起刺是石膏证，而白虎加人参汤中用人参益气生津，知母、石膏清泻肺胃之热，用粳米、甘草顾护脾胃、调和诸药。整方剂可以清泻肺胃，益气生津。

在临床决策过程中，方证的主症与全身状态的确立均受疾病的影响。疾病的病机及临床表现是具体方证的决策情景。如在外感疾病六经辨证体系下，白虎加人参汤证的里热及发热、汗出、舌红苔黄、脉洪大等是六经辨证中阳明病的典型表现，为全身状态；而渴欲饮水是里热耗伤津液的结果，是需要特殊处理的问题，即阳明病白虎加人参汤证是里热石膏证的全身状态见到渴欲饮水的人参证。而消渴病的这条白虎加人参汤证，虚损基础上见到邪热伤阴是消渴的病机，故而"渴欲饮水"的消渴主症是决策的背景，是本方证的全身状态的表现，而"口干舌燥"则是特殊情况、是本方证的主症。即在消渴病中我们将人参证作为全身状态，而石膏证作为主症。

表29　消渴白虎加人参汤原文八步法分析表

观其脉证	知犯何逆	辨识未病	策略选择
1. 全身：渴欲饮水；厥阴之为病；虚劳＋趺阳脉浮而数 2. 主症：口干舌燥；舌红苔焦黄 3. 未病：饥而不欲食，食即吐，下之不肯止	1. 全身病机：气阴两虚，肺胃热盛 2. 主症病机：肺胃热盛 3. 未病病机：脾胃虚寒	1. 本虚标实，慎用攻下，驱邪不伤正，中病即止 2. 间接治疗，恢复水液正常升降输布为目的 3. 防范可能的药物损伤	1. 治法：清泻肺胃，益气生津 2. 治略：热偏盛，清热为主；虚偏重，益气养阴为主；邪去，逐渐转向补益为主
随证治之	治病求本	治疗未病	依法合方
1. 石膏证要点为口干舌燥，舌红苔焦黄 2. 石膏入肺胃经，清热泻火，除烦止渴	1. 肺胃热盛、气阴两虚"渴欲饮水"是人参证、知母证 2. 人参大补元气，复脉固脱，补脾益肺 3. 生津止渴；知母清热泻火，除烦止渴	1. 慎用攻下，驱邪不伤正，也中病即止 2. 间接治疗，人参大补元气，补五脏，帮助水液恢复正常的输布 3. 防范药物损伤：石膏害胃，知母滑肠，用粳米、甘草益脾胃	白虎加人参汤证＝人参体质＋石膏证

二、白虎加人参汤临床应用八步法分析（表30）

白虎加人参汤功能清热泻火、补益气阴。该方由石膏一斤（碎，绵裹）、知母六两、甘草二两（炙）、粳米六合、人参三两组成，主治气阴两虚、肺胃热盛引起的"渴欲饮水、口干舌燥"的消渴病。其中渴欲饮水是人参证，口干舌燥是石膏证，人参益气养阴，石膏清热止渴，知母助人参养阴、助石膏清热，粳米和胃，甘草调和诸药。全方攻补兼施之剂，现代临床中应用于治疗糖尿病以及发热为主症的疾病、皮肤病、脾胃疾病及心系疾病等。

（一）白虎加人参汤治疗糖尿病的现代应用

《金匮要略》消渴病相当于现在的糖尿病、尿崩症等疾病。由于糖尿病为多发病、常见病，故我们选择以糖尿病来分析白虎加人参汤的临床应用。

《金匮要略》消渴病是以口渴、饮水不能解为主症的疾病，病机为脾肾气虚与肺胃热盛导致小便利数而伤耗津液，当然邪热也可以直接损耗津液；发病特点为因虚致实，可以由脾气虚损启动整个病理演变过程，即：脾气虚损→升清不足而小便多→水液损伤引起肺胃热盛→肺胃热盛则迫使津液下泄而小便更多→久病及肾、阴阳两虚→火不生土而脾气更虚；又脾肾两虚，津液、血液运行不利而形成痰浊、瘀血。

《金匮要略》消渴病的病机是以《内经》对水液代谢的论述为基础。《素问·经脉别论》篇："饮入于胃，游溢精气，上输于脾。脾气散精，上归于肺，通调水道，下输膀胱。水精四布，五经并行，合于四时五脏阴阳，揆度以为常也。"结合后世对脏腑功能的理解，将肾的蒸腾作用加到这个过程中，水液输布的过程为：一，饮入于胃，胃主降浊，将大部分水液输于脾，少部分顺肠而下；二，脾主升清，可将胃中津液上输于肺，此即脾为胃行其津液；三，肺主宣发肃降，可将津液向上、向外宣发，形成汗液，也可以将津液降至膀胱；四，膀胱贮藏津液，气化可以排出；五，肾主封藏，肾阳则可向上蒸腾津液。在这一过程中，津液的向上输布主要依赖脾的升清、肾的蒸腾与肺的宣发，津液向下输布主要依靠肺的肃降与胃的降浊作用。

按此水液运行机制解析消渴篇原文条2："寸口脉浮而迟，浮即为虚，迟即为劳，虚则卫气不足，劳则荣气竭。趺阳脉浮而数，浮即为气，数即为消谷而大坚，气盛则溲数，溲数即坚，坚数相搏，即为消渴。"消渴的形成首先有营卫不足的虚劳，而营卫之气生于中焦，营卫不足也就是脾气不足；脾气不足，津液上升不足会出现小便数，小便数损伤津液会引起胃气有余、胃中热盛，于是就有了"趺阳脉浮而数"；胃中有热则可直接损耗津液，导致消谷饮食和大便坚硬，即"浮即为气，数即为消谷而大坚"；胃气有余，迫使津液下泄太过导致小便数，即"气盛则溲数"；小便数也可以损耗津液，加重津液损伤，导致大便坚硬；邪热和小便数两个因素导致严重的津液损伤，则引起消渴，即"溲数即坚，坚数相搏，即为消渴"。

简言之，消渴篇第二条所示消渴病的病机是脾气虚损所致的胃热对津液的损伤。胃中热，肺中亦热；脾气不足，久则肾气亦不足。所以从水液升降机制分析，消渴病的病机有脾肾亏虚、升水不足和肺胃热盛、降水太过两个演化方向，而这两个病机演化方向是由脾气虚引起。

《金匮要略》该病的三个方证都可以用这个病机分析：一，白虎加人参汤证是肺胃之热降水太过与脾气不足、升水不足导致的阴液损伤，故用白虎汤清肺胃之热、人参益气养阴；二，文蛤散证，该证为渴饮水不止之消渴证，病属肺胃有热而渴者，而文蛤散清热润燥，生津止渴；三，肾气丸证，该证中肾阳虚不能向上蒸腾津液、不能固摄津液、不能运化津液而津停成痰饮，三者合而导致的"渴欲饮水，小便反多"，其中，桂枝、附子温阳、助肾阳蒸腾、运化、固摄津液，山茱萸、山药、地黄等"三补"滋阴益气，茯苓、泽泻、丹皮利水逐饮化瘀。

消渴病是以脾气虚引发的脾肾升水不足、肺胃热盛降水太过为病机，此病机也可以解释古今糖尿病的病机与治法的差异。古代糖尿病和现代糖尿病本质上没有区别。古代，尤其是宋以后，以燥热伤阴与肾虚为病机将消渴分为三消，是因为古代不能像现代靠血糖便可诊断，等到"三多一少"明显了才做出诊断，此时，大多数已是糖尿病中晚期，病机以肺胃燥热及肾虚为主，体质多为气阴两虚、羸瘦的人参体质；现代糖尿病可以通过血糖的测定进行早期诊断，疾病还处在以脾虚为主，或脾虚引发痰浊、血瘀化热的时期，无明显的"三多一少"，患者多为肥胖的黄芪体质，兼痰瘀则可见苔腻、舌质有瘀斑。沈绍功教授1970年间做的流行病学调查显示糖尿病以脾虚、气阴两虚为主，并创以补气为主的"三黄甘露饮"，与玉锁丹合用治疗脾虚型糖尿病。据仝小林教授近年的统计，糖尿病以过食肥甘、中满内热而产生的痰湿浊热瘀为主。

糖尿病脾气升水不足与肺胃降水太过这两个病机方向，在白虎加人参汤证都有反映。故而，无论阴虚燥热还是脾虚痰湿糖尿病，以口渴为主症时，都可以用白虎加人参汤合入相关方剂中治疗。

如沈绍功教授用此方治疗2型糖尿病以口渴为主症者。其中，生石膏30g，知母10g，用生薏米10g代替粳米；不用党参，因为党参升高血糖，用太子参30g，或西洋参5~10g；甘草不用。沈老用此方，舌红苔薄黄不腻、脾虚为主时合入沈老经验方"三黄甘露饮"、玉锁丹；舌红苔黄腻、腰膝酸软，肺胃热盛而肾虚，合入玉女煎、三黄泻心汤。沈老的"三黄甘露饮"组成：生黄芪15g，生地黄10g，黄精10g，知母10g，生薏米10g，葛根10g，生杜仲10g，桑寄生10g，丹参30g。其中，生黄芪、生地黄、黄精益气养阴，又可气阴互生；知母清热滋阴，又可反佐黄芪、防止黄芪壅遏化热，而知母滑肠，又用生薏米降浊、葛根升清反佐；生杜仲、桑寄生温肾而补火生土，丹参活血、养血。玉锁丹：五倍子10g，茯苓10g，生龙骨30g。

总之，白虎加人参汤治疗糖尿病，主症为口渴，病机为燥热伤阴、耗气，既可以用于肺胃热盛为主、典型"三多一少"的羸瘦的人参体质，也可以合并于脾虚而痰瘀互结的肥胖的黄芪体质。治疗时要注意，一不用党参，二要气阴互生，三用知母反佐黄芪，补火生土用生杜仲，而总的策略为先泻实、后补虚。

（二）白虎加人参汤证的主症拓展

白虎加人参汤除了治疗《金匮要略》消渴病的渴欲饮水、口干舌燥证以外，也可以治疗《伤寒论》及《金匮要略》喝病等外感发热性疾病，其主症，一是发热、汗出、烦躁、口渴、舌面干燥无津，脉象洪大浮滑的肺胃或阳明热盛的石膏证；二是渴欲饮水、恶风、背微恶寒的气阴两虚的人参证。其发热的特征，首先石膏证，即大汗出而热不退，多见于外感热性疾病的极期。其次是人参证，人参证有三个方面：一是其人多形瘦面白、皮肤粗糙，舌质偏红，舌面干燥无津，苔少，或黄燥或白糙，或干黑有芒刺；二是渴欲饮水、大渴，"大渴，舌上干燥心烦，欲饮水数升"，即津液损伤；其三是"时时恶风""背微恶寒"等阳气虚的表现，实际是这是高热导致的心脏功能的衰弱。"时时恶风""背微恶寒"等类似阳虚表证，但只要抓住舌上干燥与大烦渴饮水多的主症，就不难确诊。

1. 由发热到甲亢

发热是机体新陈代谢极度亢进为的表现，如流感、猩红热、肠伤寒、乙脑、大叶性肺炎、流行性出血热等各种外感热病的极期。由此可以将该方拓展至甲亢病人基础代谢率增高时的治疗。

2. 皮肤、黏膜疾病

以发热，黏膜肿胀、充血或黏膜出血为病理表现的皮肤黏膜疾病，如麻疹、夏季皮炎、顽固性过敏性皮炎、外障眼病、鼻衄、口腔炎、牙周炎等也有使用的机会。

3. 心律失常

有报道用白虎加人参汤方治疗严重心律失常伴有夜汗频多的患者，药后患者汗出顿减，同时顽固性早搏消失。遂专用本方加减治疗心律失常，效果显著。

（三）白虎加人参汤证的病机拓展

与消渴病气阴两虚、肺胃热盛的病机不同，白虎加人参汤证在外感热病中是邪热损耗气阴引起的，其邪气的病机在六经辨证中是阳明热证，在卫气营血辨证中属于气分热证。外感病的白虎加人参汤证和杂病消渴的该方证，二者比较，均为热盛与气阴两虚，但发病不同，阳明病该证由实致虚即邪热损耗气阴，消渴病该证则是由虚致实即气阴两虚导致热盛；二者均有邪热迫津外泄，阳明病该证以大汗出为主，而消渴病该证则以小便数为主；二者均有邪热损耗元气，阳明病该证以心阳虚为主，消渴病该证以脾肾阳虚为主。

（四）白虎加人参汤的治未病特点

简单地讲，白虎加人参汤证由肺胃热盛或阳明气分热盛的石膏证和气阴两虚的人参证两个要素构成，典型的临床表现也有石膏证与人参证两组。但是，从治未病、防范药物损伤和间接治疗的角度分析，石膏与人参两个作用相反的药物可以相互反佐。如石膏热证，虽无明显虚象，但久病或老人、幼儿体质原因及妇女经期潜在的虚损，需要扶正祛邪时，可以加人参或黄芪等药物；同样的道理，应用参芪治疗脾虚证，在需要长期服用时，尽管没有热象，也多反佐清热药物，如知母反佐黄芪的用法。

（五）白虎加人参汤的治法与治略特点

本方清热泻火、益气养阴而以清热泻火为主，同时也遵循先泻实邪、后补正虚的原则。

表30　白虎加人参汤临床应用八步法分析表

观其脉证	知犯何逆	辨识未病	策略选择
1. 全身：渴欲饮水；厥阴之为病；虚劳＋趺阳脉浮而数 2. 主症：口干舌燥，舌红苔焦黄 3. 未病：饥而不欲食，食即吐，下之不肯止	1. 全身病机：气阴两虚，肺胃热盛 2. 主症病机：肺胃热盛 3. 未病病机：脾胃虚寒	1. 本虚标实，慎用攻下，驱邪不伤正，中病即止 2. 间接治疗，恢复水液正常升降输布为目的 3. 防范可能的药物损伤	1. 治法：清泻肺胃，益气生津 2. 治略：热偏盛，清热为主；虚偏重，益气养阴为主；邪去，逐渐转向补益为主

随证治之	治病求本	治疗未病	依法合方
1. 石膏证要点为口干舌燥，舌红苔焦黄 2. 发热、汗出不解 3. 糖尿病 4. 皮肤病	1. 治糖尿病既可合入三黄甘露饮，又可合入玉女煎 2. 人参大补元气，复脉固脱，补脾益肺，生津止渴 3. 心律失常	1. 石膏热证，人参扶正祛邪 2. 人参、黄芪脾虚证，反佐知母、防其化热；杜仲、寄生补火生土	白虎加人参汤证 ＝人参体质＋石膏证 ＝清热为主

一、水气病越婢汤原文八步法分析（表31）

越婢汤见《金匮要略·水气病脉证并治第十四》水气病第23条，讲的是风水恶风，一身悉肿、风水化热证的诊断与治疗。本条有汗出而用麻黄，是注家争议的焦点，也是我们着重解决的问题。

【原文】风水恶风，一身悉肿，脉浮不渴，续自汗出，无大热，越婢汤主之。（《金匮要略·水气病脉证并治第十四》·23）

麻黄六两　石膏半斤　生姜三两　甘草二两　大枣十五枚

上五味，以水六升，先煮麻黄，去上沫，内诸药，煮取三升，分温三服。恶风者加附子一枚，炮。风水加术四两（《古今录验》）。

第一步，观其脉证。

与前面的原文一样，本条的越婢汤证的全身状态、主症和风险提示三组临床表现依次叙述。本条全身状态"风水恶风"与"脉浮不渴，续自汗出，无大热"；主症是"一身悉肿"；未病提示为"不渴，续自汗出，无大热"，主要是"不渴"。

结合第一条风水的定义，"风水，其脉自浮，外证骨节疼痛，恶风……不渴，当发其汗"，全身状态应该还有"外证骨节疼痛"，而未病提示"不渴"是汗法应用的前提。

第二步，知犯何逆。

首先是全身状态的病机。全身状态"风水恶风"与"脉浮不渴，续自汗出，无大热"，表明本条风水化热的病机。其一，风水的诊断：本篇水气病有"四水一汗"，风水、皮水、正水、石水和黄汗五种，风水是外感风寒诱发且还有表证的水气病。前面我们分析了人体水液输布的过程，《素问·经脉别论》篇："饮入于胃，游溢精气，上输于脾。脾气散精，上归于肺，通调水道，下输膀胱。"水液输布的过程中，饮入于胃、脾主升清，可将胃中津液上输于肺，肺主宣发肃降，可将津液向上、向外宣发，形成汗液，也可以将津液降至膀胱。升降出入，无器不有。肺对水液宣发、肃降的功能是一个过程的两个部分，肺气与水液宣发至体表，而正常状态下，肃降功能会将水液收敛回来、再降至膀胱。当有风寒邪气侵袭肌表，肌表气机郁闭，而邪气入水分、与水相搏结，使得肺宣发至体表的水液不能收敛回来，在体表就会形成水肿，这是风水形成的机制。外感风寒引起、有表证的水肿就是风水。所以，本条的"风水恶风""脉浮"以及第一条"风水，其脉自浮，外证骨节疼痛，恶风"都以表证作为风水的特点进行描述。

其二，起于风寒表实。有表证就需要区分表虚还是表实，这也是注家争议的焦点。有注家认为"续自汗出"是有汗，当为表虚，只是与越婢汤方证不符，故认为此条无解。也有注家认为"续自汗出"是开始无汗，后来有了汗出。如陈修园："病在表而不在里也，身原无汗而续偶见其自汗出。"也就是说，这一条分两个时期，第一个时期，风水水肿而无汗，类似于风寒表证，第二个时期才"续自汗出"，我们认为这个观点更合理。

其三，本证病机为风水郁遏化热。为什么会出现"续自汗出"？"续自汗出，无大热"的性质，从风水无汗到有汗，这中间发生了什么？是一个什么机制？黄元御："风水恶风，一身悉肿者，水胀于经络也。续自汗出无大热者，表郁作热"，也就是说，汗出是由风寒在表、郁而化热导致的。又郁而化热、郁滞还在，所以"无大热"，黄元御："续自汗出无大热者，表郁作热，热蒸于内，风泄于外，是以汗出而泄之未透，故外无大热。"（《金匮悬解》）

总之，本条全身状态风水的病机是风水化热，始为风寒郁遏在表，后来病机转化，风寒郁而化热、形成风水夹热证。

其次是主症"一身悉肿"的病机，即前面所讲风水的水肿形成机制，水肿是由风水相搏导致的。《内经》云："面肿曰风，足胫肿曰水"，《医宗金鉴·肿胀总括》："上肿曰风，下肿曰水。故风水之证，面与胫足同肿也"是对该经文的引申。而《素问·水热穴论篇第六十一》："勇而劳甚则肾汗出。肾汗出，逢于风，内不得入于脏腑，外不得越于皮肤，客于玄府（汗孔），行于皮里，传为胕肿，本之于肾，名曰风水。"这是《内经》对风水水肿的机制具体的论述。风水一证，相当于现在的急性肾小球肾炎等疾患，来势凶，发展快，危害大，必须采取有效措施，及时彻底地把它治愈，一旦转变成慢性肾炎，患者的生活质量将大幅度地降低。

最后是未病提示，有两个方面：一是"不渴"提示津液充足、可以耐受发汗药物的耗损；二是"续自汗出，无大热"，不要混同前条也就是第 22 条风水表虚有汗的防己黄芪汤证。

综上所述，本方证的病机是风水化热，开始的时候是风水相搏于肌表而无汗的表实证，后来郁而化热，导致汗出的风水夹热，或表热的风水证。

第三步，辨识未病。

1. 防范疾病传变

本方证是由风水表实证郁而化热而成，病在表而已化热，"续自汗出，无大热"，提示本条不同于第二十二条表虚有汗的风水防己黄芪汤证。疾病进一步传变，会损伤津液、由表入里，所以防止疾病的传变，其中的一个关键是"护津液"。

2. 防范药物损伤

发汗、攻下或利小便等方法治疗水气病也会损耗津液。所以，应用这些方法治疗风水、皮水的前提是水液充足，具体表现为"不渴"。本条强调"不渴"，与第 1 条"不渴，当发其汗"，第 4 条"然诸病此者，渴而下利，小便数者，皆不可发汗"，讲的都是这个意思。

3. 间接治疗

调整胃、脾、膀胱功能，尤其是发越脾气以辅助肺通调水道治疗风水，这是本方的特点，也是本方"越婢汤"之名的来源。成无己认为："胃为十二经之主，脾治水谷为卑脏若婢。《内经》曰：脾主为胃行其津液。是汤所以谓之越婢者，以发越脾气，通行津液。《外台》方，一名越脾汤，即此义也。"

第四步，策略选择。

本方证的病机为风水化热或表热风水，治疗宜发越水气，兼清郁热。

本篇给出水气病的治法，"师曰：诸有水者，腰以下肿，当利小便；腰以上肿，当发汗乃愈。"故本条风水"一身悉肿"，当观察仔细，水肿应当以头面浮肿为主，或以头面浮肿为先发。

第五步，随证治之。

本方证风水的主症"一身悉肿"，其病机为风水相搏，由头面浮肿迅速扩展为全身"一身悉肿"。在疾病前期，一身悉肿而恶风、无汗、脉浮时，证属风寒表实的麻黄证，应该用麻黄发汗解表、发越风水。麻黄其性温，味辛、微苦，有发汗散寒、宣肺平喘、利水消肿的功效。

第六步，治病求本。

本方证病机为风水化热或风热证的风水，即风水恶风、无汗的表实麻黄证郁而化热见"续自汗出，无大热"的石膏证。虽然疾病从无汗到有汗，已经化热，风水相搏、郁遏肌表的机制与主症依然存在，故还用麻黄发越水气，只是必须加入石膏清泻热邪。

麻黄证的病机特点为在表的营卫郁遏，而郁遏就有化热的病机演变趋向。化热以后，轻者以营卫郁遏为主，全身依旧无汗而见化热的烦躁；重者以热为主，可见汗出。无论轻证重证，麻黄表郁化热证，都是石膏证，只是轻证，治疗宜发散营卫郁遏为主，重用麻黄，麻黄的剂量高于石膏的剂量，如大青龙汤；重证的治疗则以清热为主，重用石膏，石膏的剂量高于麻黄的剂量。如麻黄杏仁石膏甘草汤。

石膏味甘、辛，性大寒，归肺、胃经。功效清热泻火，除烦止渴。与麻黄相合，一发越水气，一清镇邪热，如高学山："风邪欲散，故不必责风。但以镇重之石膏，监麻黄之发越。而托以甘浮之甘草者，令趁其自汗之机，而微助之。则阳气动而运水外出者，正使水气载风而尽去。其兵家用贼以驱贼之意也。"(《高注金匮要略》)即表有风水相搏，故用麻黄发越水气；又风寒化热有汗出，又当用石膏清热。总之，治病求本，本方证风水化热证是石膏证，当用石膏清热。

第七步，治疗未病

1.大枣顾护津液

本方证风水化热而已经有汗出，所以顾护津液防止邪热伤津是治疗热病中治未病的第一个要点。方中大枣性温、味甘，具有益气补血、健脾和胃，有顾护津液之用。水气在表，法当发汗。但津液虚损者不可发汗，故《金匮要略》有"渴而下利，小便数者，皆不可发汗"之戒。脉浮不渴，正是本方发汗的关键，后世误于石膏治渴，而把脉浮不渴，改为脉浮而渴，大错。其实石膏除热并不一定渴，口舌干而烦躁者即可用之。若真大渴欲饮，乃津液伤损之候，须合用人参方能有济，详见白虎加人参汤条，互参自明。

2.大枣、生姜、甘草护胃气

石膏是大寒之药，会损脾胃，本方中大枣、生姜、甘草可以顾护胃气，防止石膏的损伤。

3.发越脾气

大枣、生姜、甘草可顾护胃气、保证胃气正常升降出入，尤其是生姜可以激发脾气，可以辅助肺通调水道、发散水气，起到间接治疗的作用。

越婢汤证八步法分析

补充一点，本证已经郁而化热为有汗证，还可以用麻黄发汗的原因在于用石膏反佐。石膏清热既可以止汗，又可以防止麻黄发越风水而加重汗出。

第八步，依法合方。

第一、五步确定本方证主症"一身悉肿"为麻黄证；第二、六步确定本方证风水化热是营卫郁遏、无汗的麻黄证基础上郁而化热而成的石膏证，治疗宜在用麻黄发越风水基础上用石膏清热，且石膏剂量高于麻黄剂量；第三、七步确定发散风水要护津液、保胃气、护胃气，以防止邪热与汗法损伤津液，防止石膏等药损伤胃气，又鼓动脾气、发越脾气以辅助麻黄发越肺气以散风水；最后甘草又有调和诸药之功。

通过以上八步法分析，我们知道，本条有汗也用麻黄，并不矛盾。有石膏监制麻黄，麻黄就可以发越风水而无加重汗出之弊。石膏既有针对邪热这个病机起到治病求本的作用，也有反佐麻黄、制性存用、治未病的作用。

表 31　水气病越婢汤原文八步法分析表

观其脉证	知犯何逆	辨识未病	策略选择
1. 全身：风水恶风，脉浮，续自汗出，无大热 2. 主症：一身悉肿 3. 未病：不渴	1. 全身病机：风寒表实，郁而化热 2. 主症病机：风水相搏，肌表郁遏 3. 未病病机："不渴"提示津液充足	未病："不渴" 1. 病传：护津液，防止邪热伤津 2. 药损：护胃气。防止药物害胃 3. 间治：发越脾气以辅助肺通调水道	发越风水，兼清热 师曰：诸有水者，腰以下肿，当利小便；腰以上肿，当发汗乃愈
随证治之	**治病求本**	**治疗未病**	**依法合方**
麻黄证 ＝一身悉肿 ＝头面肿为主、为先	石膏证 1. 麻黄证化热成石膏证 2. 若有汗出，石膏剂量重于麻黄	1. 防病传：大枣顾护津液 2. 防药损：大枣、生姜、甘草护胃气 3. 间治法：生姜发越脾气以发越肺气	越婢汤 ＝麻黄发越风水＋石膏清热＋草姜枣护津液、护胃气、保胃气＋甘草调和诸药

二、越婢汤临床应用八步法分析（表 32）

越婢汤功能发越水气，清热宣肺。该方由麻黄六两、石膏半斤、生姜三两、甘草二两、大枣十五枚组成，主治外感风寒，郁而化热，闭郁肺气导致的风水。《医方集解》："此足太阳药也，风水在肌肤之间，用麻黄之辛热以泻肺；石膏之甘寒以清胃；甘草佐之，使风水从毛孔中出；又以姜枣为使，调和营卫，不使其太发散耗津液也。"现代中医临床多将此方用于水肿为主症的疾病，如急性肾小球肾炎初期、肾病综合征、肾盂肾炎、妊娠期水肿等，并将其拓展应用到风湿、类风湿关节炎，皮肤、九窍等体表疾病，以及急性支气管炎等呼吸系统疾病。

（一）越婢汤治疗急性肾小球肾炎的现代应用

《金匮要略》原著中越婢汤主治风水化热证，相当于现在的急性肾小球性肾炎。有报道用越婢汤治疗风水、皮水，合五皮饮加减治疗急性肾小球肾炎；加大黄治疗糖尿病肾病。亦用于治疗单纯眼睑水肿，慢性肾炎。尤其是因外感而致水肿，用苏杏五皮饮及五苓散不效者，可用本方治疗，其中麻黄用量可用至45g。

急性肾小球肾炎属于中医水肿范畴，有阴水、阳水及气分、水分和血分的划分，多由外感风寒或风热、湿毒侵袭肌表，风水相搏导致气、水、血同病，出现水肿、血尿、蛋白尿等临床表现，久则损伤肺脾肾。风邪与湿毒是引发本病的中心环节，故疏风祛邪、化湿清热解毒为本病的基本治疗大法。利水消肿、凉血止血、培元补肾亦为常用的治疗方法。具体讲，治疗有三种情况：一，急性期有表证、为风水，当区分风寒、风热，如风寒型风水可以用麻黄加术汤、荆防败毒散等，风热型风水可以用银翘散或越婢加术汤等化裁；二，急性期无表证、为皮水，当区分湿热疮毒浸淫与湿困脾土进行化湿清热解毒，如湿热疮毒浸淫应用二妙丸合小蓟饮子，湿困脾土应用平胃散合四苓散化裁；三，缓解期待其症状基本缓解，区分脾虚还是肾虚进行补脾肾、固本元，如偏肾阴虚内热则用六味地黄汤加减，偏肾阳虚则用金匮肾气丸加减，或者气阴两虚则以补中益气汤加减治疗。

越婢汤证是急性肾小球肾炎初期风水相搏而化热的重证，既可以是风热型风水病银翘散证的重证，也可以是风寒型风水病的麻黄加术汤证郁而化热。其核心药物麻黄和石膏以发表、清气分之热为主，临床多加利水消肿药物，如白术、茯苓、泽泻、车前草、桑白皮、猪苓等，以及凉血止血的药物如白茅根、小蓟、蒲黄、血余炭、生地黄等。为了便于记忆，我们用白术代表利水消肿类药物，白茅根代表凉血止血类药物，对于急性肾小球肾炎初期分风水化热证我们可以用越婢加白术白茅根汤加减治疗。

以上是第一点急性肾小球肾炎的病机与越婢汤的基本化裁。下面是急性肾小球肾炎主症的轻重缓急与越婢汤药物的加减。急性肾小球肾炎的主症是水肿、血尿。首先，水肿，起病急、面部、眼睑先肿者，多为风邪，越婢汤中疏风发汗或发越风水的药物是麻黄。麻黄可以发汗解表、发越水气，作用最强。病情和缓时，可以用杏仁、苏叶或荆芥、防风，或荆芥、薄荷、蝉蜕、西河柳等替代。刘渡舟教授善用荆防败毒散治疗急慢性肾炎。风水在表郁而化热，可以用石膏清热，而风热表证明显则用银翘散，咽痛加重，可以在桔梗、牛蒡子、板蓝根基础上加射干、山豆根、马勃等；湿热疮毒严重，在银花、连翘基础上加五味消毒饮，或二妙丸。其次，水肿起病较缓，先从下肢肿者，多为湿邪，利水渗湿，轻者用白术、茯苓、桑白皮、生薏米，重证用泽泻、车前草、猪苓等。水肿按之如泥，病程长者，多为虚证。越婢汤中虽然有草、姜、枣可以调补脾胃、补虚损，但总体已经不适合。急性肾小球肾炎而缓解期、待其症状基本缓解，疾病以脾肾虚损为主，补脾用补中益气汤，补肾中阴阳可以用六味地黄丸、肾气丸。再次是血尿的处理。本病起病急，患者多有外感史，小便多短赤或如浓茶，血尿多为实热证，治疗宜凉血止血，轻者用白茅根、小蓟，重者用蒲黄、血余炭，甚者用生地黄、赤芍、丹皮，或者用琥珀研末冲服。以上随症加减可以用越婢加白术白茅根汤进行结构化。

第三是越婢汤在治疗急性肾小球肾炎的风险防范与间接治疗。首先，急性期积极治疗，防止转变为慢性或隐匿性肾炎。其次，本虚标实，驱邪不伤正，扶正不敛邪。《医学入门》："水肿初起，其势方锐，最忌甘温助湿作满之药。尤戒针刺，犯之流水而死。当绝酒色，却盐酱，戒忿怒，以全太和，否则不治。"《证治汇补》："治湿当利小便，虽为常法。然执此一说以治虚证，往往多死。盖脾气虚败，愈下愈虚，虽劫效目前，而正气阴损。"再次是间接治疗。根据病情，治疗当以发汗、利小便或活血化瘀其中一法为主，而汗、利、活血化瘀等法综合运用，相互辅助。

最后，越婢汤治疗急性肾小球肾炎的策略与关键。总的方案，先祛邪后补虚。疑似之间先清利、后补中调摄。有时浮肿较重，小便短赤，但无脉浮、恶风等症，从虚实辨证上看，亦无明显虚实证候，所谓"不大虚"或"不大实"者。对此可采用明·李中梓"先以清利见功，继以补中调摄"之法，可以用四苓散、五皮饮（去生姜皮、茯苓皮）合方加生地、丹皮、赤苓、白茅根与治。其中生地、白茅根二味用量宜大，一般生地 20~30g，白茅根 30g。后以五味异功散加山药、山萸肉、制附片，补中为主，兼以温肾而收殊功。

（二）越婢汤证的主症拓展

1. 麻黄证典型症的拓展

典型的麻黄证包括发热、恶寒、咳喘、身痛、肿而无汗，体质强壮、肌肉发达、皮肤暗黄、平素易身痛而不易汗出。故越婢汤治风水水肿为主症的疾病，也可以拓展到以发热、恶寒、身痛、关节疼痛为主症的风湿或类风湿性关节炎，咳喘等呼吸系统疾病。

（1）发热、恶寒

《伤寒论》第 27 条：太阳病，发热恶寒，热多寒少，脉微弱者，此无阳也，不可发汗，宜桂枝二越婢一汤。

太阳病，发热恶寒，无汗，应该是麻黄汤证，但是，脉微弱，为外邪已衰，病有欲愈之象，体表已无充盈的津液，故谓此无阳也。不可发汗，谓不可以用麻黄汤大发其汗，因为麻黄汤发汗作用峻猛，损伤气阴的风险太大，故以桂枝汤替换麻黄汤以解除表邪。又热多寒少，需用石膏清热，但石膏妨碍桂枝汤发汗，故当少加麻黄以助桂枝汤发散表邪。麻黄、石膏，与桂枝汤原本的草姜枣，即越婢汤。脉微弱，当以桂枝汤为主，故用桂枝二越婢一汤。

（2）湿热痹

化脓性关节炎，急性痛风性关节炎；合四妙散可治疗膝关节滑囊炎、系统性红斑狼疮关节肿痛。

（3）肺系疾患

用于治疗小儿哮喘，慢性阻塞性肺病等。如《金匮要略·肺痿肺痈咳嗽上气病》第 13 条越婢加半夏汤证，"咳而上气，此为肺胀，其人喘，目如脱状，脉浮大者，越婢加半夏汤主之。"此为热壅饮逆复兼外邪，故咳而上气，则为肺胀。其人喘，目如脱状，亦邪逆气壅所致。脉浮大为外邪内热之应，故以越婢加半夏汤主之。麻黄宣肺、散外邪，半夏祛痰饮，石膏清热，草、姜、枣和胃气。

2. 麻黄证的非典型症

《金匮要略·脏腑经络先后病脉证第一》"二者，四肢九窍，血脉相传，壅塞不通，为外皮肤所中也"，外即表，为躯壳、体表。麻黄发表，即发散体表的邪气、治疗体表病症。太阳伤寒、身痛关节疼痛以及水肿是体表病症，皮肤、九窍疾病也是体表病症，也是麻黄的主治范围。

（1）皮肤科疾患：日光性皮炎、接触性皮炎、小儿特应性皮炎疗效较好。

（2）五官科疾病：有报道用本方治声音嘶哑。

（3）前后二阴疾病：有报道用本方加味治疗阴痒、阴道糜烂、癃闭。

综上所述，越婢汤的主症拓展以麻黄证为纲，典型主症为太阳伤寒、身痛、关节疼痛以及水肿、咳喘，非典型主症为皮肤、九窍疾病，也是体表病症。

（三）越婢汤证的病机拓展

越婢汤证的病机由麻黄和石膏两个药证确定。石膏证决定越婢汤证的性质为热性，麻黄证决定疾病的病位与气机特点。麻黄主治体表病症与咳喘，其病机分别为在表的营卫郁遏、在里的肺气不宣，而由肺主气、司宣降而外合皮毛，又可以用肺气失宣来概括。再向更大的范围拓展，肺主一身之气，故五脏六腑气机不宣都可以由肺气不宣导致，可从肺气不宣来治疗。故越婢汤对于其他脏腑气机郁遏而化热的疾病，也有应用机会。

（四）越婢汤的治未病特点

草、姜、枣保胃气、护津液、发越脾气，石膏反佐麻黄、防其发散太过。在实际应用中，越婢汤的应用主要是防范麻黄的损伤。注意不同主治下麻黄的炮制与剂量，这是应用麻黄取效而无损伤的关键。麻黄应用主要有三个剂量，小剂量3~6g，蜜麻黄治虚喘；中剂量，6~12g，蜜麻黄治喘，生麻黄解表；高剂量，15g以上，生麻黄治水肿。对久病肺肾不足的咳喘，可配伍补益肺肾纳气平喘之品，宣肺平喘首推麻黄，虚喘也不忌麻黄。注意，虚喘用蜜炙麻黄，用量约为治实喘的1/2，一日量掌握在3~6g为宜。但对额汗津津，心动应衣，息微，有脱证预兆者则麻黄不宜用。[《中医杂志》，1992，（3）：6]

（五）越婢汤的治法与治略特点

一般策略，初发时以邪实为主，治疗宜先泻、后补。

本方特点，麻黄与生石膏剂量比例，应该重用石膏。曹鸣高治肺热哮喘二药的比例一般为1：3~1：4，清肺泄热平咳喘又不会出现心悸、心烦、失眠等副作用。[中医杂志，1987，（8）：67]马莲湘经验，治小儿肺炎需抓住肺闭病机，用二药治疗肺热壅闭咳喘，应掌握麻黄用量为生石膏的1/10，疗效才能提高。[中医杂志，1988，（10）：6]张琪体会，用二药治疗大叶性肺炎，生石膏用量需大于麻黄10倍左右才能退热平喘，达到清热透邪的作用，如生石膏用量小，则达不到清热透邪之目的。(《名老中医医话》)肖正安经验，运用麻杏石甘汤疗效的高低，全在于二药的配伍比例。一般情况下生石膏宜3倍于麻黄。表重热轻，宜相对减轻生石膏用量，加大麻黄用量。表轻热重，则生石膏可6倍于麻黄，甚则生石膏用量更重。

以上是我们用八步法分析的越婢汤的临床应用。其《金匮》原著主治的风水，相当于现在的急性肾小球性肾炎，需要注意水肿的轻重与血尿的轻重，以越婢加白术白茅根汤为结构进行进退化裁；主症的拓展主要是麻黄证的拓展，从水肿到外感表证、身体疼痛、呼吸系统疾病等典型的麻黄证，以及皮肤、九窍疾病，其他脏腑疾病；病机则可以肺气郁遏不宣而化热来概括；风险防范主要是防范邪热伤津和防范麻黄的损伤，间接治疗则是从草、姜、枣顾护脾胃扶正祛邪、健脾以绝生痰之源来分析；治疗策略，除了一般的先驱邪后扶正的一般策略外，越婢汤的应用关键在于麻黄与石膏的剂量比例，石膏要重于麻黄。

表 32　越婢汤临床应用八步法分析表

观其脉证	知犯何逆	辨识未病	策略选择
1. 全身：发热、咳喘、身痛无汗，体质强壮、肌肉发达；汗出、烦渴，脉滑、浮大、洪大；面白憔悴，舌干苔薄黄 2. 主症：（1）急性肾小球肾，水肿、血尿、蛋白尿等临床表现；（2）太阳伤寒，痹证，咳喘肺病及皮肤、九窍疾病	1. 全身病机：郁热，甚至伤津 2. 主症病机：肺气失宣；心、肝、脾等其他脏气失宣 3. 未病病机："不渴"提示津液充足	未病："不渴" 1. 病传：急性期积极治疗，防止转变为慢性或隐匿性肾炎 2. 药损：本虚标实，驱邪不伤正，扶正不敛邪 3. 间治：发汗、利小便或活血化瘀相互辅助	发越水气，清热宣肺 1. 先祛邪后补虚 2. "不大虚"或"不大实"，先以清利见功，继以补中调摄

随证治之	治病求本	治疗未病	依法合方
1. 麻黄 – 杏仁、苏叶或荆芥、防风 – 荆芥、薄荷或蝉蜕、西河柳 2. 白术 – 茯苓、桑白皮、生薏米 – 泽泻、车前草、猪苓	1. 清热，石膏基础上加银翘，或桔梗、牛蒡子、板蓝根，或射干、山豆根、马勃，或五味消毒饮、二妙丸 2. 凉血止血，加白茅根、小蓟，或蒲黄、血余炭，生地、赤芍、丹皮、琥珀 3. 若有汗出，石膏剂量重于麻黄	1. 防病传：草、姜、枣、保胃气、护津液 2. 防药损：石膏反佐麻黄、防其发散太过 3. 间治法：生姜发越脾气	越婢汤 1. 一般策略，初发后补 2. 石膏剂量重于麻黄 3. 健脾，合补中益气汤；补肾，合六味地黄丸、肾气丸

一、黄疸茵陈蒿汤原文八步法分析（表33）

茵陈蒿汤见《金匮要略·黄疸病脉证并治第十五》黄疸病第 13 条，讲的是典型的阳黄、中焦脾胃湿热蕴结、入于血分发为黄疸的谷疸的诊断与治疗。原著方后注强调本方服后"一宿腹减，黄从小便去也"，注家争议很大，我们今天用八步法解释这个问题。

【原文】谷疸之为病，寒热不食，食即头眩，心胸不安，久久发黄为谷疸，茵陈蒿汤主之。（《金匮要略·黄疸病脉证并治第十五》·13）

附：阳明病，发热汗出者，此为热越，不能发黄也。但头汗出，身无汗，齐颈而还，小便不利，渴引水浆者，此为瘀热在里，身必发黄，茵陈蒿汤主之。（《伤寒论》·236）

伤寒七八日，身黄如橘子色，小便不利，腹微满者，茵陈蒿汤主之。（《伤寒论》·260）

茵陈蒿六两　栀子十四枚（擘）　大黄二两（去皮）

上三味，以水一斗二升，先煮茵陈，减六升，内二味，煮取三升，去滓，分三服。小便当利，尿如皂荚汁状，色正赤。一宿腹减，黄从小便去也。

第一步，观其脉证。

《金匮要略·黄疸病脉并治第十五》第 13 条原文主要讲的是谷疸的特点，结合条1、2，就可知茵陈蒿汤证的全身状态、主症和风险提示。

谷疸的主症显然是"疸"即黄疸；而全身状态，也就是谷疸的特点是"谷"，即"食谷即眩""寒热不食，食即头眩，心胸不安"。方后注"小便当利，尿如皂荚汁状，色正赤。一宿腹减，黄从小便去也"，提示全身状态应该还有小便不利，腹满。结合《伤寒论》条260"伤寒七八日，身黄如橘子色，小便不利，腹微满者，茵陈蒿汤主之"，茵陈蒿汤证的黄疸是"身黄如橘子色"的阳黄，而腹满是"腹微满"。

条 1 "寸口脉浮而缓，浮则为风，缓则为痹。痹非中风。四肢苦烦，脾色必黄，瘀热以行"讲黄疸病的病因病机。

条 2 "趺阳脉紧而数，数则为热，热则消谷，紧则为寒，食即为满。尺脉浮为伤肾，趺阳脉紧为伤脾。风寒相搏，食谷即眩，谷气不消，胃中苦浊，浊气下流，小便不通，阴被其寒，热流膀胱，身体尽黄，名曰谷疸。"讲谷疸形成的病机。"紧则为寒，食即为满。尺脉浮为伤肾，趺阳脉紧为伤脾"，则是未病提示。

第二步，知犯何逆。

首先是谷疸的主症黄疸，也是这个病形成的机制。本篇第一条指出黄疸形成的病因为外感风湿，"寸口脉浮而缓，浮则为风，缓则为痹"，痹者湿也，风湿侵袭肌表可以出现"寸口脉浮而缓"。"痹非中风"，指黄疸的外感风湿有不同于一般外感的一面。这里的谷疸相当于急性甲型黄疸型肝炎，该病在黄疸前期有类似上呼吸道感染的表现，所以有"寸口脉浮而缓，浮则为风，缓则为痹"，其虽类似而不是上呼吸道感染，所以原文说"痹非中风"。黄疸形成最终的病机是风湿化热入里，湿热蕴结中焦脾胃、入于血分，发为黄疸，即"四肢苦烦，脾色必黄，瘀热以行"。脾主四肢，脾、湿与黄色同属于五行中的土，故清代以前古人将黄疸归为脾病、是湿邪为病，如条 8 "然黄家所得，从湿得之"。但是，湿邪或湿热邪气需要进入血分，"瘀热以行"，导致瘀热且行至体表才能发为黄疸。总之，黄疸，以急性甲型黄疸型肝炎为典型，由外感风湿、化热入里，湿热蕴结中焦脾胃，入于血分、行于肌表而成。

其次是谷疸的全身状态"谷""食谷即眩"形成的机制。条 2 与条 13 指出谷疸的特点是外感风湿，见到"食谷即眩""寒热不食，食即头眩，心胸不安"，时间可长可短，之后就会出现黄疸。谷疸的这些特点是急性甲型黄疸型肝炎在黄疸前期的临床表现，可以分为两组，一组类似上呼吸道感染，另一组由湿热蕴结中焦脾胃导致的消化不良，如第 2 条第 2 句："风寒相搏，食谷即眩，谷气不消，胃中苦浊，浊气下流，小便不通，阴被其寒，热流膀胱，身体尽黄，名曰谷疸。"

湿热蕴结中焦脾胃导致的消化不良，其具体表现：其一，热在上、在胃，可以见到"热则消谷"和"心胸不安"；在下、在肠，可以见到积热导致的腹满、腹微满及大便不通。其二，湿在上、在脾、困脾，脾不升清，在进食后加重，见谷疸的典型表现"食谷即眩""食即头眩"；在下、湿阻膀胱，则有小便不利。

最后，本方证未病提示，条 2 第 1 句："紧则为寒，食即为满。尺脉浮为伤肾，趺阳脉紧为伤脾。"湿热蕴结会损伤脾胃阳气，阳气虚则有寒、脉紧，无力运化水谷则气滞为腹满。此句为本方证未病提示，尽管本方证性质为湿热，但在治疗时要注意保护脾胃，不可以再次损伤脾胃阳气。

第三步，辨识未病。

1. 防范疾病传变

谷疸相当于急性甲型黄疸型肝炎，脾胃湿热夹瘀证，病位主要在脾胃，若早期发现，早期治疗，正气较盛，一般在短期内黄疸即可消退，患者预后良好。如失治误治，导致疾病传变，脾胃阳气被损，阳虚以后，阳黄会转成阴黄，疾病由急性转为慢性，从容易治愈的急性疾病转变为不容易痊愈的慢性疾病。治未病，首先应当积极治疗，防止急性转慢性而迁延不愈。

2. 防范药物损伤

本方证未病提示："紧则为寒，食即为满。尺脉浮为伤肾，趺阳脉紧为伤脾。"即，尽管本方证性质为湿热，但在治疗时要注意保护脾胃，不可以再次损伤脾胃阳气。而且，在黄疸消退的恢复期，会有脾胃虚寒的表现，治疗时要适当温补，注意既不能过度寒凉而损伤阳气，也不可以温补太过，使得湿热复发、死灰复燃。

3. 间接治疗

通利二便可以给邪出路，有利于疾病痊愈。当然也不可以过度通利，以免损伤阳气。

第四步，策略选择。

黄疸的病机为湿热蕴结中焦脾胃而入血分、夹瘀血；谷疸则伴有明显的湿热蕴结中焦的消化不良，见食即头眩、心胸不安及腹满。治疗宜清泻脾胃邪热、利湿退黄、活血化瘀，而条8"然黄家所得，从湿得之"，条16"诸病黄家，但利其小便"，故治疗又当以利小便为主导。

第五步，随证治之。

本方证主症为黄疸，病机为湿热蕴结中焦脾胃而入血分，治疗应清热利湿退黄，以茵陈为首选药物。茵陈，现在认为其清热利湿、退黄。《神农本草经》谓茵陈："味苦平，主风湿寒热，邪气，热结黄疸。"

第六步，治病求本。

谷疸的全身状态集中在湿热蕴结中焦脾胃并进入血分，概括起来有三个方面：一是湿热蕴结在胃，在上有胃脘不适、心胸不安；二是湿热蕴结在脾，在下有积热阻闭肠道的腹满、腹微满、大便难；三是黄疸形成的关键，湿热进入血分、与瘀血相搏结。与之对应，治疗应当清散胃中湿热、攻下肠中积热与活血化瘀，赵以德对本方的分析："盖茵陈汤治热结发黄。佐栀子去胃热、通小便。更以大黄为使，荡涤之"，大体上讲了这三个方面。其中，栀子清热利湿，清胃热为主；大黄泄热通腑，且活血化瘀。

栀子在这里清胃热的作用与《伤寒论》栀子豉汤类方中的栀子的作用是一样的。《伤寒论》栀子豉汤清宣郁热，治疗虚烦不得眠，剧者反复颠倒，心中懊恼，其方证的成因是伤寒后误治损伤了脾胃，导致脾胃尤其是在胃部形成了郁热。虚烦、心中懊恼，与谷疸的"心胸不安"一样，可以是邪热扰心动心神，也可以是邪热郁结在胃。也就是说，心烦在《金匮要略》中是心前区的烦乱不适，可以是真的心烦，也可以是胃脘部不适。这与心痛一样，都有心病、真心痛、真心烦和胃病、胃痛、胃脘部不适两种情况。茵陈蒿汤中的栀子清胃热，治疗胃脘部不适、消谷引食，可以看作是半个栀子豉汤。

《神农本草经》大黄："味苦寒。主下瘀血，血闭，寒热，破癥瘕积聚，留饮，宿食，荡涤肠胃，推陈致新，通利水谷（御览，此下有道字），调中化食，安和五脏。"大黄三个剂量大致对应三个作用。高剂量，六两，攻下积热；中剂量，三至四两，活血化瘀；小剂量，一至二两，利胆退黄。茵陈蒿汤治疗湿热、瘀血导致的黄疸，大黄的三个作用都有。

总之，谷疸的治疗，在茵陈清热利湿退黄的基础上，栀子清宣郁热，主要处理了胃热；大黄清热攻下、活血化瘀、利胆退黄。

第七步，治疗未病。

第三步指出的三个方面：一是要积极治疗、防止传变，二是不要过用寒凉、损伤脾阳，三是要通利二便、给邪出路。其中的关键是大黄剂量的控制。大黄可以针对病机治疗，有攻下积热、活血化瘀和利胆退黄三个作用，而从治未病、给邪出路分析，大黄通大便，可以给邪出路，与茵陈一起起到通利二便的作用。

但是，大黄的用量不可以太大，太大则损伤脾胃阳气，故本方大黄只用了二两，是茵陈剂量的三分之一，而方后注"一宿腹减，黄从小便去也"，即是提醒用大黄是要攻下积热，但不以攻下为目的，应当以利小便为主导。

第八步，依法合方。

步一、五确定用茵陈清热利湿退黄，治疗湿热蕴结中焦脾胃的主症、黄疸；步二、六确定用栀子清胃，大黄攻下、泻热、活血化瘀；步三、七确定限制大黄的剂量，不可以清泻太过、损伤阳气；最后一步，依法合方，清热利湿退黄，活血化瘀而以清热利湿、利小便为主导。故本方重用茵陈蒿达六两之多并且先煮，其用义在于用茵陈引诸药走小便，使邪气从小便而解，方后注"一宿腹减，黄从小便去也"。这是本方应用的关键，祛除邪气又不损伤正气。故徐大椿说："先煮茵陈，则大黄从小便出，此秘法也。"

表 33　黄疸茵陈蒿汤原文八步法分析表

观其脉证	知犯何逆	辨识未病	策略选择
1. 主症：黄疸 2. 全身：寒热不食，食即头眩，心胸不安；食谷即眩 3. 未病：伤脾	1. 主症病机：外感风湿，化热入里，湿热蕴结中焦，入于血分 2. 全身病机：湿热蕴结中焦，脾胃气滞、脾不升清 3. 未病病机：湿热损伤脾胃阳气	1. 防病传：防止湿热损伤阳气、疾病转为阴黄 2. 防药损：防止药物损伤脾胃阳气 3. 间治法：通利二便可以给邪出路	1. 清泻脾胃邪热、利湿退黄、活血化瘀 2. 利小便为主导 条 16：诸病黄家，但利其小便

随证治之	治病求本	治疗未病	依法合方
茵陈： 清热利湿退黄，主热结黄疸	1. 栀子清胃热，利小便 2. 大黄攻下积热，活血化瘀，利胆退黄	1. 防病传：积极治疗 2. 防药损：大黄用二两，剂量不宜过大 3. 间治法：给邪出路，大黄通大便，茵陈利小便	茵陈蒿汤 策略＝茵陈量大、先煎 徐大椿说：先煮茵陈，则大黄从小便出，此秘法也

二、茵陈蒿汤临床应用八步法分析（表 34）

茵陈蒿汤功能清热利湿退黄。该方由茵陈蒿六两、栀子十四枚（擘）、大黄二两（去皮）组成，主治中焦湿热蕴结，入于血分引起的谷疸。其中大黄、栀子清热燥湿，茵陈蒿利湿退黄，药后小便通利而黄疸消退。现代临床中，该方用于治疗湿热蕴结、波及血分的各种以黄疸为主症的疾病，如急性黄疸型传染性肝炎、胆囊炎、胆石症等；以及血分湿热引起的非黄疸性疾病，如多种皮肤病、崩漏、阴道炎等。

（一）茵陈蒿汤治疗急性黄疸型肝炎的现代应用

茵陈蒿汤在《金匮要略》治疗的谷疸相当于急性黄疸型甲型病毒性肝炎。实际上，该方也可以用于其他急性黄疸型肝炎的治疗，只要是湿热蕴结血分的阳黄就可以化裁应用。故而这里我们不再细致划分，首先介绍该方治疗急性黄疸型肝炎的现代应用。

1.急性黄疸型肝炎茵陈蒿汤证的主症特点

急性黄疸型肝炎是各种原因导致的以胆红素代谢和排泄障碍为主要表现的肝脏损伤临床类型，病因包括药物引起的药物性肝炎，生物因素（如细菌性、病毒性）引起的各类肝炎，物理因素引起的放射性肝炎及酒精性肝炎和自身免疫性肝炎等。该病属中医"黄疸"中的"阳黄""急黄"范畴，是由于患者素体中阳偏盛，感受湿浊之邪后湿从热化，或直接感受湿热疫毒之邪，导致湿热阻滞，脾胃肝胆功能失调，胆液不循常道，随血泛溢引起的以目黄、身黄、尿黄为主要临床表现的一种肝胆病证。

本病一般可分为脾胃湿热、肝胆湿热、胆热瘀结、热毒炽盛、热毒内陷、寒湿困脾、阴虚湿阻、肝脾血瘀八类证候。其中心证候特征：目黄、身黄、小便黄。其中目黄最为重要，是诊断黄疸的可靠指征。黄疸症状出现的次序，一般先见小便黄赤，继之目黄，最后肌肤发黄。黄疸轻者色淡黄，重者黄如橘子色，或如烟熏，甚则汗、泪、涕及舌下血脉皆呈黄色。

急性黄疸型肝炎茵陈蒿证是典型的阳黄，为脾胃湿热证，特征是黄色鲜明，目黄、身黄较鲜明，脘腹痞满，纳呆呕恶，四肢困重，尿黄赤。热重于湿者，可兼见发热，口苦口渴，大便秘结，舌红，苔黄腻或黄糙，脉弦数或滑数。湿重于热者兼见口干黏腻，渴不欲饮，大便秘滞，或有发热不扬，苔白腻或黄白相兼而腻，脉濡稍数或弦滑。

2.急性黄疸型肝炎茵陈蒿汤证的病机特点

清代以前，医家一般从脾胃湿热和寒湿论治黄疸。因为此前的分析理论是五行学说，脾、湿、黄同属于五行中的土行。至今，临床治疗黄疸性疾病也是从湿论治为主。清代以后的医家开始认识到黄疸与肝胆有关，黄疸的形成与胆汁外泄有关。如《临证指南医案》载："阳黄之作，湿从火化，热在里，胆热液泄，与胃之浊气共并，上不得越，下不得泄，熏蒸遏郁，侵于肺则身目俱黄，热流膀胱，色为之变赤，黄如橘子色。"

肝病黄疸的病机具有明显特点。其一，初伤在气，久必入血，病在气分较少，在血分者尤多。其二，病位在肝脾。肝气郁结则血凝，脾运不健则湿滞，无论是由脾及肝，或由肝及脾，都具有明显的肝、脾两脏的症状。其三，有明显的传染性。

急性黄疸型肝炎茵陈蒿证是典型的脾胃、肝胆湿热阳黄证，由外感湿热，或饮食失节，酗酒过度，酿成湿热，蕴结于脾胃，熏蒸肝胆，使肝失疏泄，胆液外溢而发黄，其色鲜明。湿热蕴阻中焦，脾胃运化不利，升降失常而致脘腹痞满、纳呆呕恶、四肢困重。热邪内盛，或热结胃府而致津伤口渴、便秘。湿热下注膀胱，气化失利而致小便短赤。

阳黄之证，以外感湿热为主，《素问·六元正纪大论》说："湿热相交，民当病瘅。"湿热交蒸，肝胆失于疏泄，而成黄疸。阴黄之证，以寒湿为主，由于脾胃虚弱，中阳不振，寒湿留滞中焦，肝胆气机不畅，胆液外溢，故成黄疸。阳黄和阴黄的鉴别并不困难，黄色鲜明而不晦暗者，称之阳黄，多伴有发热证候。黄而发暗无热象，或见腹满肢冷者，则称为阴黄。除外感湿热或寒湿之外，燥疫毒，皆可久郁互结肝胆而成黄疸。黄疸虽非只有肝病才能见到，但肝病与黄疸却有一定联系。

3. 急性黄疸型肝炎茵陈蒿汤证的治法结构

茵陈蒿汤证为典型的阳黄、脾胃湿热证，其治法为清利湿热、利胆退黄。现代临床应用中，该证多用茵陈蒿汤合柴胡剂，如小柴胡汤来治疗。刘渡舟教授将两方的合方称为柴胡茵陈蒿汤，可疏肝利胆，清热利湿，其具体的治法结构包括疏、利、清、活、补五点。

（1）疏，是指疏解肝郁，调畅气机，如柴胡，香附。急性期，湿邪偏重、苔腻，用柴胡；恢复期，气阴损伤，苔薄不腻、甚至少苔，用香附。

（2）利，是指利小便，"治湿不利其小便，非其治也"，当然也包括必要时通利大便，以逐热。

茵陈蒿汤本来就是以利小便为主的方剂。茵陈蒿清热利湿，专治黄疸；栀子清利三焦，大黄荡涤肠胃，使湿热从小便而去，尿如皂荚汁状则愈。茵陈蒿汤利小便之力大，泻大便之力小，如久服大便作泻者，可用栀子柏皮汤代替。另外，还可用茵陈蒿 60g，煎汤代茶饮，以协助清热退黄的作用，亦收佳效。

湿重者，加金钱草、土茯苓、萹蓄清热利水解毒；湿重于热者，原著用茵陈五苓散，现多选用茵陈四苓汤、连朴饮加减。基本方为：茵陈蒿、云茯苓、猪苓、苍术、川黄连、石菖蒲、川厚朴、清半夏、白蔻仁、赤芍药。湿重于热，见发热不扬者，加黄芩、竹叶；呕逆重者，加黄连、竹茹；脘腹胀满者，加枳实、厚朴；胸闷者，加佩兰、杏仁。

（3）清，是指清热解毒，如栀子、黄芩、蒲公英；对于瘟毒发黄，邪入心包经脉，使用清热解毒法，还必须佐以清心开窍。

热重于湿，原著治酒疸偏胃脘不适，用栀子大黄汤；热重于湿，腹满、不大便的重症黄疸，用大黄硝石汤；热重于湿，见发热口渴者，加知母、黄芩、生石膏、芦根；大便秘黏滞臭者，加制大黄、木香；热重兼表证者，用甘露消毒丹化裁。

（4）活，是指活血化瘀，病由气及血，可同时配伍活血、凉血、逐瘀诸法。如赤芍、郁金清热凉血，利胆退黄。赤芍活血退黄之功较著，无论热重于湿或湿重于热，均宜应用，一般用量 5~30g，黄疸深重可用至 60g，黄疸消退缓慢者，可加重赤芍剂量，并加用香附、萹蓄、白茅根等。

（5）补，是指健脾而言，健脾即可以化湿，若湿热劫伤肝阴，也必须配伍补肝阴法。本证向愈期常经历脾虚湿滞或肝脾两虚等，可用香砂六君汤、四物汤化裁，此时忌用苦寒清热类药物。

刘渡舟教授《肝病证治》中的柴胡茵陈蒿汤，组成为：柴胡12g，黄芩9g，茵陈蒿30g，栀子10g，大黄9g。《临床中医内科学》化裁的茵陈蒿汤组成为：茵陈蒿、生栀子、生大黄、蒲公英、赤芍药、广郁金、萹蓄、云茯苓、生甘草。

疾病的传变与预防：一是阳黄发展为急黄（阳黄重症），多因湿热蕴毒肆虐，必见黄疸迅速加深、身黄如金、高热烦躁、呕吐频作，或出血、神昏、抽搐等热毒熏灼肝胆或热毒入于营血证候。二是阴黄、阳黄证候的互相转化。阳黄转化为阴黄，必因迁延不愈，脾胃受损，出现畏寒喜暖、纳少腹胀、便溏、舌淡、黄色变晦暗等湿从寒化的寒湿困脾证，或为黄色暗滞、胁下痞块等湿瘀互结的肝脾血瘀证。阴黄转化为阳黄，必经湿从热化阶段，黄色转鲜明，并出现脘腹痞满、口苦胁痛、舌红、苔黄等湿热内蕴证候。三是无论阴黄、阳黄，均可因水阻湿停，水泛入腹而演变为尿少、腹膨如鼓的鼓胀，少数患者则因痰瘀互结，衍变为胁下瘀积坚硬、凹凸不平、大肉尽脱的癌症证候。

防范药物的损伤，清除湿热宜彻底，但又不可过度而致损伤脾阳。《汇补》："治禁苦寒：疸属脾胃，不可骤用凉药伤胃，必佐以甘温，君以淡渗，则湿易除，而热易解。若纯用苦寒，重伤脾肾，轻则呕哕下利，重则喘满腹胀。"本证所用茵陈为清化湿热之药，用量一般30~60g，后下，以保存药效。大黄用法，便秘宜生用、后下，大便溏滞不畅宜制用，用量10~20g，视病情增减，以腑通热泄为度，切忌长期泻下，以免损伤脾胃。

《汇补》："久宜温补：疸属虚损，宜温补肾肝，真阳之气一升，而邪火自敛。若疸用茵陈，必利小便，枯竭肝津肾水，则强病幸痊。"

4.急性黄疸型肝炎茵陈蒿汤证的治略特点

一是，急性期利湿为主导，慢性过程健脾为主。《医宗必读》："疸病总以清热导湿为主。若病久脾胃衰薄者，当补中。"

二是，本证向愈期，诸症缓解以后，常经历脾虚湿滞或肝脾两虚等阶段，可用香砂六君汤、四物汤化裁，此时忌用苦寒清热类药物。

（二）茵陈蒿汤证的主症拓展

茵陈蒿汤的典型应用是治疗阳黄，以黄疸为主症的疾病。以主症黄疸拓展，该证从急性黄疸型甲型病毒性肝炎向其他性质的急性黄疸型肝炎、肝胆疾病拓展，如重症病毒性肝炎、妊娠期黄疸性肝炎、肝脓肿、肝昏迷、肝硬化、肝萎缩、胆萎缩、慢性非化脓性破坏性胆管炎等，以及其他黄疸性疾病，如新生儿溶血症、新生儿高胆红素血症等疾病。

并向非黄疸性疾病拓展，如无黄疸型传染性肝炎、慢性肝炎、脂肪肝等。但思路多样，如用本方治疗溶血性黄疸，拓展本方用因血型不合导致的早期流产等。更多是从本方证湿热蕴结、入血分、发为黄疸的病机，治疗血分湿热外发的多种皮肤病，如痤疮、多形性红斑、带状疱疹、湿疹等疾病；血分有湿热的妇科病，如崩漏、阴道炎等。

（三）茵陈蒿汤证的病机拓展

原著谷疸茵陈蒿汤证的病机为湿热蕴结于中焦脾胃、进入血分、发为黄疸，在方证主症的拓展中，血分湿热蕴结的疾病性质未变，变化的是病位。在各种肝胆性疾病中，血分湿热蕴结移至肝胆；肝藏血、主疏泄，血液疾病、妇科疾病也可以从肝胆论治，而皮肤病的本方证的病位在肺、在脾、在心、在肝都有可能。

表34　茵陈蒿汤临床应用八步法分析表

观其脉证	知犯何逆	辨识未病	策略选择
1.全身：脘腹痞满、口苦胁痛、舌红、苔黄等 2.主症： （1）黄疸：甲肝、其他肝炎、其他肝胆疾病、溶血性黄疸； （2）非黄疸：肝胆疾病、血液病、皮肤病（痤疮、多形红斑）、妇科疾病（崩漏、阴道炎）	1.全身病机：湿热蕴结、入血分 2.主症病机：病位在肺、在脾、在心、在肝的不同 3.未病病机：急黄、阴黄、鼓胀	1.病传：阳黄发展为急黄、阴黄于阳黄证候的互相转化、最终发展为鼓胀或肝癌 2.药损：清除湿热宜彻底，但又不可过度而致损伤脾阳，忌长期泻下 3.间治：通利二便可以给邪出路	疏、利、清、活、补 1.清泻脾胃邪热、利湿退黄、活血化瘀 2.利小便为主导。条16：诸病黄家，但利其小便

随证治之	治病求本	治疗未病	依法合方
1.湿热重，加金钱草、扁蓄、土茯苓，或五苓散、四苓汤、连朴饮 2.气滞重，加柴胡、香附	1.热重，加黄芩、黄柏 2.血热，加赤芍、郁金、白茅根	1.防病传：积极治疗 2.防药损：大黄用二两，不宜剂量过大 3.间治法：给邪出路，大黄通大便，茵陈利小便	茵陈蒿汤 恢复期，补益气血加党参，或用香砂六君汤、四物汤

一、惊悸救逆汤原文八步法分析（表35）

桂枝去芍药加蜀漆牡蛎龙骨救逆汤见《金匮要略·惊悸吐衄下血胸满瘀血病脉证第十六》惊悸病第12条，讲的是火邪，也就是误用温热疗法，导致心阳损伤、痰浊扰心而见到惊狂、卧起不安证的诊断与治疗。

【原文】火邪者，桂枝去芍药加蜀漆牡蛎龙骨救逆汤主之。（《金匮要略·惊悸吐衄下血胸满瘀血病脉证第十六》·12）

伤寒脉浮，医以火迫劫之，亡阳，必惊狂，卧起不安者，桂枝去芍药加蜀漆牡蛎龙骨救逆汤主之。（《伤寒论》·112）

桂枝三两，去皮　甘草二两，炙　生姜三两，切　大枣十二枚，擘　牡蛎五两，熬　蜀漆三两，洗去腥　龙骨四两

上七味，以水一斗二升，先煮蜀漆，减二升，内诸药，煮取三升，去滓。温服一升。本云桂枝汤，今去芍药，加蜀漆、牡蛎、龙骨。

第一步，观其脉证。

《金匮》这一条是《伤寒论》条112的缩写。条112："伤寒脉浮，医以火迫劫之，亡阳，必惊狂，卧起不安者，桂枝去芍药加蜀漆牡蛎龙骨救逆汤主之。"全身状态、疾病的由来是"伤寒脉浮，医以火迫劫之，亡阳"，主症是"必惊狂，卧起不安者"。当然，"医以火迫劫之，亡阳"也是未病提示。

第二步，知犯何逆。

首先是本方证的全身状态、疾病的由来，"伤寒脉浮，医以火迫劫之，亡阳"，伤寒脉浮，典型情况应该用麻黄汤发汗治疗，而医以火迫使大汗出，容易损伤阳气，使得体表的阳气虚亡，而表证却并未解除。需要说明的有如下两点。一，"火

邪"在这里不是指风寒暑湿燥火等六淫邪气中的火邪，而是指用来发汗解表，但导致伤阳、火化动血变证的烧针、火熏、灸法、熨法等温热疗法。这些温热疗法在汉代末年的仲景时代非常流行，有一定的疗效，也会误用而导致变证，如促使邪气化热入里、导致阳热实证，又可能损伤人体气血阴阳，导致虚证。《伤寒论》第110~119条讲得很详细。如条114："太阳病，以火熏之，不得汗，其人必躁，到经不解，必清血，名为火邪。"二，"亡阳"也不是现在说的阴阳离绝，病情危重，危及生命的亡阳，而是由于发汗太过导致大汗出，津液大量损耗的同时，在表的阳气也因耗损太过而见虚损的状态。

其病情较轻，发生与素体阳虚有关，如《伤寒论》条286："少阴病，脉微，不可发汗，亡阳故也。"邪气在表，当用汗法。但"少阴病，脉微"，说明患者素体阳气虚微，如果发汗，容易导致大汗出、津液与阳气损伤的"亡阳"证。条30"病证象桂枝，因加附子参其间，增桂令汗出，附子温经，亡阳故也"，说明"亡阳"的重点还是在阳气上，急性的阳气损伤导致津液不固而亡脱，治疗以温阳固敛为主导，药用桂枝、附子。而常见的导致过汗的原因：一是用了发汗作用峻猛的麻黄汤或麻黄，二是烧针、火熏、灸法、熨法等"火邪"。本条的全身状态是平素阳气偏虚的太阳伤寒证，由烧针、火熏、灸法、熨法等"火邪"疗法发汗太过，导致大汗出、表不解而阳气已亏虚的"亡阳"状态。

其次，本方证的主症是"惊狂，卧起不安"。"亡阳"的临床表现很多，如果心阳偏虚，心阳气虚浮扰动神明，而阳虚饮停、痰饮上扰神明，二者相合会出现心神不安重症"惊狂，卧起不安者"。柯韵伯《伤寒贯珠集》："阳者，心之阳，即神明也。亡阳者，火气通于心，神被火迫而不守，此与发汗亡阳者不同。"汗为心之液，过汗损伤，首先损伤心阳，故原文称"必惊狂"。

最后是未病提示的"亡阳"，已经造成心阳气的损伤，治疗要更小心，要防范疾病的传变、药物的损伤使得心阳虚加重，也要注意寻找间接治疗的方法来恢复心阳。

第三步，辨识未病。

1. 防范疾病传变

过汗伤阳，有轻重缓急之别。《伤寒论》64条、112条和118条这三条皆论发汗太过、损伤心阳所致的心神不宁证候，基本病机相同，而主症轻重缓急不同。轻证是64条心阳虚心悸证，"发汗过多，其人又手自冒心，心下悸，欲得按者，桂枝甘草汤主之。"其病理程度较轻，只是心阳虚，表现为心悸。较重证为118条桂枝甘草龙骨牡蛎汤证，"火逆，下之，因烧针烦躁者，桂枝甘草龙骨牡蛎汤主之"，是在心悸基础上出现的烦扰不宁的"烦躁"，心阳虚的程度加重，出现了阳虚阳浮、扰动心神。至于112条所述，其病理程度更重，不仅心阳虚损、浮动，且兼痰饮冲逆。疾病的发展沿着由虚致实、由实致虚、最终阴阳两虚的病机演变，从桂枝甘草汤证的心阳虚、桂枝甘草加龙骨牡蛎汤证的心阳虚浮，到本方证救逆汤心阳虚浮的同时有痰饮的冲逆，如继续发展，疾病会向阴阳两虚发展，形成炙甘草汤证。

2. 防范药物损伤

本条已经"医以火迫劫之，亡阳"，不可以误认为是热性的惊狂而用寒凉药治疗，以致更伤阳气使病情加重。鉴别的要点，一是脉象虚实，有力为实，无力为虚；二是舌象，痰热扰心的惊狂，舌象应当是舌红苔黄腻，而心阳虚浮、痰饮扰心，舌象为舌淡苔白水滑。

3. 间接治疗

本条津液、阳气损伤，应当从中焦入手，化生气血，强壮心阳以定惊狂，强壮营卫以解表邪。

第四步，策略选择。

本方证的病机为伤寒误治导致的心阳虚浮、痰饮冲逆而表邪未解。治疗宜表里同治，兼顾固表与解表、温通与潜镇、祛痰与安神。

第五步，随证治之。

本条主症"惊狂，卧起不安"是龙骨牡蛎与蜀漆证。

龙骨、牡蛎潜敛浮阳而安神。周扬俊《金匮玉函经二注》："阳气亡脱，加龙骨牡蛎之涩以固之。"

蜀漆，即常山苗，味辛，能去胸中邪结气；归肝经，可祛痰，截疟；现代用于疟疾，小儿惊厥，中恶等，本方中蜀漆的作用有两个方面，一是辛散邪气。周扬俊在《金匮玉函经二注》中说："火邪错逆。加蜀漆之辛以散之。"尤在泾在《金匮要略心典》中曰："仲景此条殆为惊悸下血备其证欤？桂枝汤去芍药之酸，加蜀漆之辛，盖欲使火气与风邪一时并散，而无少有留滞。"二是蜀漆涤痰散邪，通畅神明之路。

第六步，治病求本。

本条的全身状态，"伤寒脉浮，医以火迫劫之，亡阳"，太阳伤寒误治，医以火迫使大汗出，导致损伤阳气，使得体表的阳气虚亡，而表证却并未解除，这恰恰是桂枝汤证。

太阳病，无论是伤寒还是中风，如果发汗后表邪不解，继续解表都用桂枝汤治疗。这是《伤寒论》通用的换方思路。如《伤寒论》第57条："伤寒发汗已解，半日许复烦，脉浮数者，可更发汗，宜桂枝汤。"

第七步，治疗未病。

（1）积极治疗，预防传变。

（2）用桂枝汤发汗解表，且去芍药，以防止过汗伤阳。本条的情况与桂枝去芍药汤证相同，均是太阳病误治后表不解，改用桂枝汤解表，而由于阳气已经虚损，故而去掉桂枝汤中的芍药。《伤寒论》第21条："太阳病，下之后，脉促胸满者，桂枝去芍药汤主之。"

（3）间接治疗，调中焦。如《金匮要略论注》注解桂枝加龙骨牡蛎汤证："桂枝、芍药，通阳固阴；甘草、姜、枣，和中、上焦之营卫，使阳能生阴，而以安肾宁心之龙骨、牡蛎为辅阴之主。"本条与此同。

第八步，依法合方。

步一、五确定主症确定本条的主症"惊狂，卧起不安"是龙骨牡蛎与蜀漆证，龙骨牡蛎潜镇安神，蜀漆祛痰辛散、畅达气机。

步二、六确定本条的全身状态为"伤寒脉浮，医以火迫劫之，亡阳"，病机为伤寒误治导致的心阳虚浮、痰饮冲逆而表邪未解，解表应当用桂枝汤。

步三、七确定治未病的内容包括积极治疗、预防传变。用桂枝汤解表且去芍药以防止阳气损伤，而间接治疗，调中焦，即"甘草、姜、枣，和中、上焦之营卫，使阳能生阴"。总之，本方证为误治形成的桂枝汤全身状态下见到心阳虚浮、痰饮扰心的"惊狂，卧起不安"的龙骨牡蛎与蜀漆证，为保护阳气而用桂枝汤解表且去芍药。

表35 惊悸救逆汤原文八步法分析表

观其脉证	知犯何逆	辨识未病	策略选择
1.全身：伤寒脉浮，医以火迫劫之，亡阳 2.主症：必惊狂，卧起不安者 3.未病：亡阳	1.全身病机：太阳伤寒误治后过汗伤阳、表不解 2.主症病机：心阳虚浮、痰饮冲逆，扰动心神 3.未病病机：亡阳	未病：亡阳 1.病传：心阳虚浮可演变为气阴两虚而心动悸、脉结代的炙甘草汤证 2.药损："亡阳"，故当防止寒凉药物损伤阳气 3.间治：中焦入手，化生气血，强壮心阳以定惊狂，强壮营卫以解表邪	治疗宜表里同治，兼顾固表与解表，温通与潜镇，祛痰与安神

随证治之	治病求本	治疗未病	依法合方
龙骨、牡蛎与蜀漆	太阳伤寒汗后不解，用桂枝汤发汗	1. 防病传：积极治疗 2. 防药损：桂枝汤去芍药 3. 间治法：调中焦，"甘草、姜、枣，和中、上焦之营卫，使阳能生阴"	桂枝去芍药加蜀漆牡蛎龙骨救逆汤主之

二、救逆汤临床应用八步法分析（表 36）

救逆汤即桂枝去芍药加蜀漆牡蛎龙骨救逆汤，功能温通心阳，镇惊安神，兼祛痰浊。原著该方由桂枝去芍药汤加蜀漆、龙骨、牡蛎组成，主治火法取汗，致大汗伤阳，心阳虚损，不能温煦心神，神气浮越于外，且痰饮水邪得以上乘阳位，扰乱心神所致的惊狂。其中桂枝汤去芍药之酸柔，功能辛甘化阳，温通阳气，以救心阳之虚损；龙骨、牡蛎，重镇潜敛，安神定惊，以固飞扬之神气；加用蜀漆，味苦性泄，涤痰化浊，而开清窍之闭塞。临床有报道用本方治疗心悸（心律失常）、神经衰弱、脑病、发狂、高血压、精神分裂症以及胃酸过多症、遗精、遗尿、烧伤、烫伤、热射病、日射病等。

（一）救逆汤治疗心律失常的现代应用

1. 心律失常的临床表现

心脏在正常情况下冲动起源于窦房结，以一定范围内的频率发生有规律的搏动并传布于心房与心室，引起收缩。心律失常是指心律起源部位、心搏频率与节律以及冲动传导等任何一项异常。心律失常有缓慢性心律失常、快速性心律失常两类。

（1）缓慢性心律失常起病较为隐匿，部分患者可无症状，早期可见乏力、运动耐量下降、头晕、胸闷、气短等，当病情较重时，可出现短暂眼前黑蒙，晕厥，阿—斯综合征，严重者可猝死；属于中医学心悸、迟脉、胸痹、厥脱等范畴，典型方证为心肾阳虚、内寒的麻黄附子细辛汤证。

（2）快速性心律失常有轻重缓急多种，病情较轻的如窦性心动过速，心率在 100~150 次 / 分范围内，可无症状，或有心悸、乏力、易激动等。较重如过早搏动，偶发者可无症状或自觉心跳不规则、心跳停顿，敏感或增强感，频发者有心悸、胸闷、乏力，甚则有心绞痛发作；以及阵发性室上性心动过速，发作时有心悸、头晕、心前区不适、乏力，发作时间长而严重的病例可出现心绞痛、呼吸困难、血压下降。严重的有阵发性室性心动过速、房扑与房颤、室扑与室颤等，这些疾病发作时患者突然头晕、血压下降、心绞痛发作，乃至昏厥、休克、猝死。中医古籍中类似快速性心律失常证候的描述很多，散见于心悸、怔忡、眩晕、昏厥、虚劳以及有关脉率失常（数、疾、促、涩以及各种怪脉）等病篇中，典型的方证是心阳虚、阳浮甚至痰饮冲逆的桂枝甘草汤、桂枝甘草加龙骨牡蛎汤证以及本方证桂枝去芍药加蜀漆牡蛎龙骨救逆汤证。这三个方证主症从心悸到烦躁、到救逆汤证的主症"惊狂，卧起不安"是快速性心律失常心悸、易激动较为严重的状态。

2. 心律失常的病机与方证

《丹溪心法》："大率惊悸属痰与火，怔忡属血虚有火。"

心律失常的病机：缓慢性心律失常以麻黄附子细辛汤证为代表，其病机为心肾阳虚、阳气不振；快速性心律失常以救逆汤证为代表，其病机为心阳虚、阳浮甚至痰饮冲逆。当然，从《金匮》惊悸篇"心下悸者"半夏麻黄丸证，缓慢性心律失常也可以有痰饮阻闭气机。后世对该病病机的认识更为细致，有气虚、血虚、阴虚、气阴两虚以及痰瘀阻闭等。概括来说，心律失常的中医病机有虚实两个方面，虚证如心律失常气阴两虚的生脉饮证，实证如痰浊阻闭的温胆汤证，气滞血瘀的血府逐瘀汤证，而虚实夹杂证如气虚血瘀而化热的三参饮（党参、丹参、苦参）证。

3. 心律失常中医治疗的处方思路

根据心律失常的病机，沈绍功教授提出以三参饮作为治疗心律失常基础方剂，即心律失常各证以由党参、苦参、丹参组成的三参饮为主方。快速性心律失常则合交泰丸清降心律，即三参饮加入黄连、肉桂，或适当加入川芎、石韦、羌活；缓慢性心律失常当温提心律，合桂枝加龙牡蛇汤，即在三参饮合桂枝加龙牡汤基础上选加肉桂、淫羊藿、乌药、蛇床子、羌活等温通药物以提高心率。实际上，这个三参饮合桂枝加龙牡汤合方的结构与麻黄附子细辛汤相同，可以看作是作用较弱、副作用也较低的麻黄附子细辛汤。其中，麻黄是由蛇床子、羌活代替，附子是由淫羊藿、川断代替，而桂枝可由乌药代替。这个合方的温通作用应当介于救逆汤与麻黄附子细辛汤之间。

以上是心律失常的主症用三参饮合桂枝加龙骨牡蛎汤，或者合入交泰丸的治疗方案，可以称为三参饮类方。但是，三参饮类方证在病机要点上缺了痰浊蜀漆证。实际上，心律失常在2019的流行病学调查中显示痰浊证发病率较高，其他的证类还有肾虚精亏证、脾虚湿盛证以及气滞血瘀证。这些证类偏向于对全身状态分析，在辨证论治过程中可以将针对主症的三参饮单元与全身状态各方依照治法整合成一个完整的方剂。如痰浊蒙蔽，见胸闷、苔腻、脉滑数，可将三参饮类方合入温胆汤来治疗。这里的温胆汤，可以看作是半夏麻黄丸里的半夏、救逆汤中的蜀漆。二是肾虚精亏，见腰酸、苔薄而纳可、脉沉细，可以合入杞菊地黄汤。三是脾虚湿盛，纳差、便溏、苔薄、脉弱，可以合入香砂六君子汤。四是气滞血瘀，见胸胁胀痛、舌紫暗有瘀斑，脉弦细涩，可以合入血府逐瘀汤。

总之，针对主症的治疗大法为温提、清降，但不可拘泥。阳虚阳浮，亦可快速。以三参饮为主方针对主症治疗，而根据全身状态而合入温胆汤、杞菊地黄汤等方剂。

4. 心律失常中医的治疗策略

总的治疗策略分三步：一温提或清降，二益气阴以稳心律，三补肝肾而固根本。

如缓慢性心律失常为少阴心肾阳虚，阴寒凝结为主，在治疗上以益气温通为基础，又根据病变之标本缓急分为三步治疗。第一步，益气温通提速法，本阶段以患者心率每分钟在 50 次 / 分以下为标志，治疗以提高心率为主，重用麻黄附子细辛汤加减为主。第二步，益气养血稳率法，本阶段患者心率在 55~70 次 / 分之间，患者临床症状缓解，治疗上以稳定心率为主，治疗于益气温阳基础上加用养阴益血活血法，可以在生脉饮中加入玉竹、黄精、丹参、当归等。第三步，益气培元固本法，以心率 65~70 次 / 分为标志，由于心阳靠肾阳支撑，故当培补肾中元阳，可以用杞菊地黄汤加桑寄生、生杜仲、淫羊藿、黄芪、丹参等。

提高止悸疗效还有三个辅佐措施。

（1）心与小肠相表里，用泻小肠来泻心火的方法，配伍导赤散、石韦散、小蓟饮子诸方，主药有竹叶、石韦、葶苈、泽泻、车前草、连翘、白花蛇舌草、冬瓜皮子、玉米须、芦根、桑白皮、猪苓等。

（2）配伍宁心安神，增加止悸之力。心藏神明，惊悸者常致心神不宁，神不守舍而兼失眠、怵惕健忘之症，故宜伍以天王补心丹、朱砂安神丸、柏子养心丸、酸枣仁汤诸方化裁，主药有炒枣仁、柏子仁、夜交藤、合欢皮、灵磁石、炙远志、生龙牡、五味子等。

（3）配伍散剂或中成药长服，巩固疗效。西洋参粉、三七粉、琥珀粉、冬虫夏草、黄连、肉桂、丹参、苦参、当归、羌活、川芎、石韦。根据病证偏重，调适剂量，共研细末，装入胶囊，一日 3 次，每次 2g，常服安全，可收巩固止悸疗效的目的。

5. 心律失常中医治疗中的风险防范

（1）缓慢性心律失常：快慢综合征，预防脑卒中与猝死。

（2）快速性心律失常：防止恶性心律失常，高龄房颤患者结合合理抗栓治疗。

（二）救逆汤证的主症拓展

从桂枝甘草汤到救逆汤，主症起于心悸、烦躁至于惊狂，第一类主症是心脏功能异常的心悸、心律失常，第二类主症是精神神经病症，如"惊狂，卧起不安"，或神经衰弱、脑病、发狂、高血压病、精神分裂症等。有报道桂枝救逆汤的临床应用：由于自主神经功能紊乱所致的忽寒忽热、心神不宁、口干心悸、肢寒等症状。[《伤寒论临床研究》. 北京：科学技术文献出版社，1983：168]

（三）救逆汤证的病机拓展

救逆汤证的典型病机为心阳虚阳浮、痰饮阻滞，其病因阳虚阳浮、痰饮阻滞的性质不变，病位可以从心拓展到胃、肺、肝肾。如本方治疗胃酸过多症出现胃脘闷痛、嘈杂等，病机为胃阳虚而痰湿阻滞；主治烧伤、烫伤、误施灸、热射病、日射病等皮肤疾病，症见烦躁、动悸不安者，病机是心肺阳虚而痰湿阻滞；治疗遗精、遗尿，则是从桂枝加龙骨牡蛎汤证来，病机则是阳虚阳浮、心肾不交而兼痰浊闭阻。

当然，用体质、主症拆分这个方证更便于记忆。桂枝去芍药加牡蛎龙骨救逆汤证典型应用是桂枝体质见牡蛎、龙骨、蜀漆证。蜀漆较少应用，可以用祛痰的半夏或痰湿严重时用温胆汤替代。基础状态是形寒、形瘦肤白、动辄汗出、心悸的桂枝体质；如果主症见皮肤病等体表病症、心脏或心神异常，属于桂枝证；阳虚阳浮的心悸、烦躁、亢奋、动悸、不眠、汗出以及遗精、遗尿是牡蛎龙骨证，而痰浊扰动神明的惊狂、脑病、发狂、精神分裂症等则属于蜀漆、半夏、温胆汤证。

表36　救逆汤临床应用八步法分析表

观其脉证	知犯何逆	辨识未病	策略选择
1. 全身：卧起不安、面白神疲、心悸胸闷、肢凉脉弱 2. 主症：（1）心悸（心律失常）；（2）惊狂、情志异常；（3）皮肤病、胃病以及遗精、遗尿等	1. 全身病机：阳虚阳浮、痰饮阻滞 2. 主症病机：痰扰心神，病位从心拓展到胃、肺、肝、肾 3. 未病病机：亡阳	未病：亡阳 1. 病传：（1）缓慢性心律失常：快慢综合征，预防脑卒中与猝死；（2）快速性心律失常：防止恶性心律失常，高龄房颤患者需结合合理抗栓治疗 2. 药损："亡阳"，故当防止寒凉药物损伤阳气 3. 间治：中焦入手，化生气血以强壮心阳以定惊狂，强壮营卫以解表邪	温通心阳，镇惊安神，兼祛痰浊 1. 治疗宜表里同治，兼顾固表与解表，温通与潜镇，祛痰与安神 2. 总策略：一温提或清降，二益气阴以稳心律，三补肝肾而固根本

随证治之	治病求本	治疗未病	依法合方
龙骨、牡蛎与蜀漆心悸（心律失常），加三参饮、交泰丸及川芎、石韦、羌活、淫羊藿、蛇床子	太阳伤寒汗后不解，用桂枝汤发汗	1. 防病传：积极治疗。 2. 防药损：桂枝汤去芍药。 3. 间治法：调中焦，"草、姜、枣，和中、使阳生阴"	桂枝去芍药加蜀漆牡蛎龙骨救逆汤

一、肠痈薏苡附子败酱散原文八步法分析（表37）

薏苡附子败酱散见《金匮要略·疮痈肠痈浸淫病脉证并治第十八》第3条，讲的是肠痈脓已成的诊断与治疗。肠痈而不用下法，这是用八步法分析本条的关键。

【原文】肠痈之为病，其身甲错，腹皮急，按之濡，如肿状，腹无积聚，身无热，脉数，此为肠内有痈脓，薏苡附子败酱散主之。（《金匮要略·疮痈肠痈浸淫病脉证并治第十八》·3）

薏苡仁十分　附子二分　败酱草五分

上三味，杵为末，取方寸匕，以水二升，煎减半，顿服，小便当下。

第一步，观其脉证。

此条原文按照全身状态、主症和风险提示三组临床表现叙述。全身状态为"肠痈之为病，其身甲错，腹皮急，按之濡"，主症是"此为肠内有痈脓"，未病提示则是"如肿状，腹无积聚，身无热，脉数，此为肠内有痈脓"。

第二步，知犯何逆。

首先，全身状态为"肠痈之为病，其身甲错，腹皮急，按之濡"。

"其身甲错"，指腹皮如鱼鳞，由血瘀导致血虚、不能濡养肌肤导致。周扬俊注释："血积于内，然后错甲于外"，尤在泾注释："甲错、肌皮干起，如鳞甲之交错，由营滞于中，故血燥于外也。"

"腹皮急，按之濡"，腹皮外虽拘急，但按之则虚软无力，血不濡养而皮肤拘急，瘀化为脓、脓成瘀渐消而以气滞为主。周扬俊："痈成于内，血泣而不流也。惟不流，气亦滞，遂使腹皮如肿，按之仍濡。"

本条肠痈脓已成，邪气已衰，但是湿热未尽，有阳气郁滞，且已有血虚的表现。

其次，主症"此为肠内有痈脓"，即肠痈脓已成，将要溃破。痈的形成，在汉代的认识是外感风寒邪气，营卫郁遏，局部化热，邪热酿血为脓。病机转换的要点在脓成、脓未成。脓未成，以血热瘀阻、气血壅遏为典型，治疗宜清解消散；脓成，则瘀化为脓、邪气渐衰，治疗以排脓为主。

最后，未病提示"如肿状，腹无积聚，身无热，脉数，此为肠内有痈脓"。腹胀满虽形似肿状，但细按其腹内并无凝结物之感。脉数主热，今身无热、不发热。这些是肠痈脓已成的表现。而脓未成，瘀热阻滞，如后条"肠痈者，少腹肿痞，按之即痛如淋，小便自调，时时发热，自汗出，复恶寒。其脉迟紧者，脓未成，可下之，当有血。脉洪数者，脓已成，不可下也"。提示本条脓已成，不可用攻下的方法治疗。

总之，本条主症为"肠内有痈脓"，病机为肠痈脓已成、将溃，邪气渐消而湿热未尽，正气亦虚而见血虚、阳气亦不充足；未病提示为"脓已成，不可下"。

第三步，辨识未病。

未病提示"脓已成，不可下"。即后条大黄牡丹汤"其脉迟紧者，脓未成，可下之，当有血。脉洪数者，脓已成，不可下也"。

为什么肠痈脓已成，需要排出脓液却不能通过攻下直接从肠道随大便排出？这与脓可能的溃破方向有关。如果肠痈脓液溃破后流向肠道，攻下的方法是可行的。但是，如果肠痈脓液在腹腔而不是在肠道溃破，溃破后脓液流向腹腔，脓液少时在局部形成包裹、可以在局部吸收，而若脓液量大，在腹腔溃破后会形成急性腹膜炎，则会危及生命。防范此危险情况发生，才是后条提出"脓已成，不可下"的原因。

方后注"顿服，小便当下"，周扬俊注释："务令脓化为水，仍从水道而出，将血病解而气亦开，抑何神乎。"即不用攻下法，而是从小便、间接将脓液排出。

第四步，策略选择。

肠痈脓已成，不可下，故用利小便，采用间接方法排脓。这是本条的核心、主导性治法。

第五步，随证治之。

败酱草清热解毒，祛瘀排脓。败酱草为败酱科草本植物黄花和白花败酱的带根全草。其性味辛、苦、微寒，有清热解毒、消痈排脓、祛瘀止痛之功。用于治疗肠痈（阑尾炎）、肺痈（肺脓肿）、痈肿疮毒和产后瘀阻腹痛等症，常用量6~15g。《神农本草经》列为中品，"主暴热，火疮赤气，疥瘙，疽，痔"，即治疮痈而走肠，故用来治疗肠痈。

第六步，治病求本。

治疗宜排脓，振奋阳气、引诸药走肠间，方中附子即是此用。周扬俊："附子辛散，以逐结"，也有本篇第一条"当发其痈"之意。魏荔彤："附子微用，意在直走肠中屈曲之处可达。"

第七步，治疗未病。

本方的关键是利小便而采用间接方法排脓，药物是薏苡仁。

《神农本草经》记载："薏苡仁味甘，微寒……风湿痹，下气。"魏荔彤："薏仁。下气则能泄脓……服后以小便下为度者。小便者气化也。气通则痈脓结者可开，滞者可行，而大便必泄污秽脓血，肠痈可已矣。顿服者。取其快捷之力也。"又附子温阳，防止败酱草、薏苡仁寒凉太过而引发肠道痉挛。

第八步，依法合方。

步一、五主症为"此为肠内有痈脓"，败酱草清热解毒，祛瘀排脓；步二、六用附子振奋阳气、发散壅滞；步三、七由"脓已成，不可下"用薏苡仁利小便；第四步策略选择为间接方法排脓，第八步调整剂量与服法，多用薏苡仁、少用附子，整个方剂为利小便之剂，并以"小便当下"作为疗效判定的指标。注意，本方中附子有三个作用：一是振奋阳气；二是反佐败酱草、薏苡仁寒凉太过；三是作为使药在第八步整合成方，如王子接所说："化足太阳膀胱之气，务令所化之毒，从水道而解。"

关于本方的作用是攻下还是利小便，历来就有学术争议，方剂学将该方归入泻下剂，这不恰当。薏苡附子败酱散中三味药物与其剂量直接说明本方的基本作用是利小便，《金匮要略》治肠痈的大黄牡丹汤条直言"脓已成，不可下"，而本方方后注明确说明"顿服，小便当下"，这三个证据表明薏苡附子败酱散是利小便方剂。后世以其治疗肠痈而认为该方为泻下剂，很大程度是因为后世疾病诊治体系步骤中忽略了八步法中辨别未病、治疗未病与策略选择这三个步骤。

表 37　肠痈薏苡附子败酱散原文八步法分析表

观其脉证	知犯何逆	辨识未病	策略选择
1. 全身：肠痈之为病，其身甲错，腹皮急，按之濡 2. 主症：肠内有痈脓 3. 未病：如肿状，腹无积聚，身无热	1. 全身病机：肠痈脓已成、将溃，湿热未尽，血虚、阳气亦不充足 2. 主症病机：肠内有痈脓 3. 未病病机：脓已成，不可下	未病：脓已成，不可下 1. 病传：防止脓液溃破于腹腔 2. 药损：脓已成，不可下 3. 间治：利小便排脓	利小便

随证治之	治病求本	治疗未病	依法合方
败酱草： 清热解毒，祛瘀排脓	附子：振奋阳气 1. 辛散以逐结 2. 直走肠中屈曲之处	1. 防病传：积极治疗 2. 防药损：附子温阳，防止败酱草寒凉太过而引发肠道痉挛、使脓液溃破于腹腔 3. 间治法：薏苡仁利小便排脓	薏苡附子败酱散 1. 多用薏苡、少用附子，整方为利小便之剂 2. 顿服

二、薏苡附子败酱散临床应用八步法分析（表 38）

薏苡附子败酱散功能温阳散结、破瘀排脓。原著中由薏苡仁十分、附子二分、败酱草五分组成，主治"肠内有痈脓"。由于"脓已成，不可下"，故用败酱草化脓为水，用附子振奋阳气、辛散反佐，在此基础上应大量用薏苡仁利小便、给邪出路。现代中医学认为本方证病机为寒湿瘀阻或湿热日久伤阳，用于治疗急、慢性阑尾炎，阑尾脓肿以及腹腔脓肿、腹膜炎、盆腔炎、盆腔脓肿等疾病，均有较好的效果，尤其对慢性化脓性阑尾炎的治疗，疗效显著。本方拓展应用于治疗慢性前列腺炎等男科疾病，菌性肠炎、慢性胆囊炎合并积液等消化系疾病，以及鹅掌风、肌肤甲错等皮肤病。

（一）薏苡附子败酱散治疗肠痈的临床应用

1. 肠痈薏苡附子败酱散证的临床表现

临床以发热恶寒、少腹肿痞、疼痛拘急为特征。根据肠痈的临床表现，西医学急性阑尾炎、阑尾脓肿、克罗恩病、腹部脓肿、腹膜炎、盆腔炎、盆腔脓肿等疾病，均可参照本篇辨证论治。根据历代文献及近代研究情况，该病分为瘀滞证（痈未成脓）、蕴热证（痈脓已成）、毒热证（痈脓已溃）。其中，瘀滞证，大黄牡丹皮汤为主方，治以通里攻下为主，佐以泄热去瘀；蕴热证，仙方活命饮合大黄牡丹皮汤加减，治以通里攻下、清热解毒，佐以活血化瘀；毒热证，复方大承气汤加减，治以通里攻下，继以清热解毒，活血化瘀。

在肠痈瘀滞、蕴热与毒热的病机演变过程中，薏苡附子败酱散证属于少数的非典型证。本病或是由于患者素体阳虚，感受邪气形成肠痈后表现为虚证、寒证，或是治疗用药时间不够，少数患者成为虚寒特点的慢性肠痈。二者的临床表现特点：反复发作，缠绵难愈；身见甲错，腹皮急，按之濡，如肿状，身无热，脉数。

2. 薏苡附子败酱散的方剂与治法结构

本方为肠痈之虚寒瘀阻证而设。此时，纯用清热则阳气更伤，单用温阳则热毒愈甚，故治宜排脓消肿，温阳散结。方中重用的薏苡仁味甘淡而性微寒，归脾、胃、肺经，清热利湿排脓，为"治肺痈、肠痈"之要药，为君药。败酱草味辛苦而性微寒，归胃、大肠、肝经，排脓破血。君臣相配，排脓解毒，消痈之功极佳。尤妙在少佐辛甘大热之附子，辛热散结，振奋阳气，《神农本草经》谓其"主温中、金疮，破癥坚积聚"，既能助薏苡仁温散寒湿，又制约薏苡仁、败酱草苦寒伤阳，并借其辛散开郁之性，利于气机通调与痈疮消散，又兼使药之用。

本方配伍特点：其一，针对湿热郁蒸，日久成脓之病机，重用薏苡仁配伍败酱草，即祛湿与清热合用；其二，兼顾流脓结聚不消，损及阳气之病理特点，少佐附子辛温散结，振奋阳气。故本方祛湿、清热、温散同用。

在肠痈慢性衍变的过程中，湿浊向气滞、痰阻、瘀血、痰瘀互结，并损伤气血阴阳的方向发展，本方应用机会很大。以湿浊薏苡仁证、正气虚损的附子证和毒热瘀阻的败酱草证为提纲，可以构建一个薏苡附子败酱散证的药证体系。即薏苡仁证严重之后，会形成积聚类的肿块，衍化出气滞的枳壳、橘核证，痰阻的海藻、贝母证，瘀血的桃仁、牡丹皮、当归证；而附子证基础上会见到神疲体倦，食少，舌淡，脉弱等脾气虚弱的党参、黄芪、白术证；在慢性过程中，遗留湿热，或偶有急性发作，败酱草证加重，如发热者加金银花、蒲公英、连翘等清热解毒，瘀滞腹痛者加白芍、延胡索缓急止痛，以及右少腹时有灼痛，湿热郁滞过甚，加黄连、黄芩、赤芍、当归、牡丹皮的同时，并重用败酱草，以增强清热解毒祛湿，凉血化瘀止痛之效。

3. 薏苡附子败酱散治未病的特点

首先，辨别肠痈的轻重缓急、脓成或未成，既要防误治又要防止拖延病情、延误治疗。如肠痈症见高热、脉紧、腹痛便秘者忌服本方。

其次，根据病机偏向，调整薏苡仁、败酱草类清热解毒渗湿类药物与温阳散寒附子类药物比例。最后扶正祛邪，适当加入生黄芪等药。

4. 薏苡附子败酱散证的策略选择

该方证属于慢性过程，治疗时除了先祛邪实、后补正虚、善后固本之外，还应当注意胃气为本与慢病轻治。若胃胀、苔黄腻，湿热明显，可将薏苡附子败酱散合入温胆汤；患者胃胀、纳差、苔薄，脾虚明显，可将该方合入香砂六君子汤；患者胃胀、纳差、舌红少苔，胃阴虚气滞，可将薏苡附子败酱散合入百合乌药散。慢病轻治，一是不要过用清利攻破等作用峻猛的药物，二是在病情缓解后适当减轻药物剂量，如每日服半剂汤剂等。

（二）薏苡附子败酱散证的主症拓展

近年来有人将薏苡附子败酱散的应用归纳为以下几个方面。其一，慢性肠痈，病程较长；其二，痈脓未见溃破，亦未见消散，右少腹痞肿，按之濡软，触之疼痛不显；其三，身热不甚，或伴色白肢冷，身无热，舌淡苔白，口渴不显或不渴，脉虚小数等；其四，在妇科疾病中，大凡使用本方治疗盆腔炎之化脓，或形成盆腔脓肿者，必须具有阳虚寒湿，或以湿为主的病证。

实际上，本方在临床上用途广，远远超越了原文范围。凡属内痈已成，结聚不消，损及阳气者，均可以此为基础加减治疗。日本学者矢数道明在《临床应用汉方处方解说》中说："本方主要用于阑尾炎、局限性腹膜炎已形成脓肿者，化脓性附件炎、痔漏等，亦可用于化脓性腹股沟淋巴结炎、骨盆腹膜炎、肠结核、结核性腹膜炎、肺脓肿、汗疮、疣、湿疹、手掌角化症、带下病、子宫内膜炎、局限性硬皮症、蛇皮症（皮肤甲错）等。"

可见，本方应用范围已经从肠痈、盆腔化脓性疾病扩展到其他部位、其他系统疾病。其主症的拓展思路：肠痈－盆腔化脓性疾病、下焦湿热性男科疾病；肺外合皮毛，与大肠相表里－治疗皮肤病－其他化脓性疾病。如慢性前列腺炎、慢性盆腔疼痛综合征、阴囊脓肿等男科疾病；鹅掌风、浸淫疮、湿疹、痤疮、带状疱疹、丹毒等皮肤病。

（三）薏苡附子败酱散证的病机拓展

其病机寒湿瘀阻，或者局部湿热、全身阳虚、血虚的性质不变，拓展、扩大的是病位，应用于内科疾病、妇科、男科、皮肤科疾病等。

（四）薏苡附子败酱散的治未病特点

薏苡仁的利小便给邪出路，附子的温阳化气，扶正祛邪均属于间治法范围，也属于治未病的内容。

（五）薏苡附子败酱散的治法与治略特点

现代应用中，根据其病机寒湿瘀阻或湿热日久伤阳的慢性疾病性质，治疗策略为：先泻实邪、后补正虚、善后固本，以及胃气为本、慢病轻治。

表38　薏苡附子败酱散临床应用八步法分析表

观其脉证	知犯何逆	辨识未病	策略选择
1.全身：身甲错，腹皮急；反复发作，缠绵难愈 2.主症：肠痈、盆腔化脓性疾病、男科疾病、皮肤病，其他化脓性疾病	1.全身病机：素体阳虚，感受邪气形成虚证、寒证，或者反复发作的慢性疾病 2.主症病机：寒湿瘀阻，或局部湿热日久损伤全身阳气 3.未病病机：脓已成，不可下	1.病传：防止脓液溃破于腹腔 2.药损：脓已成，不可下 3.间治：利小便排脓	利小便，间接方法排脓 现代：1.先泻邪、后补正虚、善后固本 2.胃气为本 3.慢病轻治
随证治之	治病求本	治疗未病	依法合方
发热：加金银花、蒲公英、连翘 腹痛：加白芍、延胡索 灼痛：加黄连、黄芩、赤芍、当归、牡丹皮，重用败酱草	1.附子：振奋阳气，气虚加党参、黄芪、白术 2.薏苡：健脾渗湿，气滞，加枳壳、橘核，痰阻，加海藻、贝母，瘀血，加桃仁、牡丹皮、当归	1.防传传：防失治误治 2.防药损：调整薏苡仁、败酱草与附子比例 3.间治法：扶正祛邪	薏苡附子败酱散主之 多用薏苡，少用附子

一、梅核气半夏厚朴汤原文八步法分析（表 39）

半夏厚朴汤见于《金匮要略·妇人杂病脉证并治第二十二》第 5 条，讲的是"妇人咽中如有炙脔"，后世所谓七情郁结、痰气交结于咽喉的梅核气的诊断与治疗。

【原文】妇人咽中如有炙脔，半夏厚朴汤主之。(《金匮要略·妇人杂病脉证并治第二十二》·5)

半夏一升　厚朴三两　茯苓四两　生姜五两　干苏叶二两

上五味，以水七升，煮取四升，分温四服，日三夜一服。

第一步，观其脉证。

"妇人咽中如有炙脔"，"妇人"是全身状态，"咽中如有炙脔"是主症。

"妇人"的体质特点需结合本篇第 8 条妇人杂病总纲来认识，"妇人之病，因虚、积冷、结气，为诸经水断绝，至有历年，血寒积结，胞门寒伤，经络凝坚，在上，呕吐涎唾，久成肺痈，形体损分……奄忽眩冒，状如厥癫，或有忧惨，悲伤多嗔，此皆带下，非有鬼神，久则羸瘦，脉虚多寒。"

半夏厚朴汤证的主症"咽中如有炙脔"是咽喉异物感，吐之不出，吞之不下，但与饮食无碍，或伴有胸胁满闷，善太息等，诸症常随情绪波动而时轻时重。《备急千金要方》云："胸满，心下坚，咽中帖帖，如有炙脔，吐之不出，吞之不下。"《和剂局方》中七情郁结的病因与痰涎阻闭的表现有详细记载："治喜怒悲思恐惊之气，结成痰涎，状如破絮，或如梅核，在咽喉之间，咯不出，咽不下，此七气之所谓也。或中脘痞满，气不舒快，或痰涎壅盛，上气喘急，或因痰饮中积，呕逆恶心，宜并治之。"

未病提示见条 8 "或有忧惨，悲伤多嗔，此皆带下，非有鬼神，久则羸瘦，脉虚多寒"，以及"时着男子，非止女身"。

第二步，知犯何逆。

全身状态病机为阳虚感寒日久，七情郁结，痰瘀阻络；主症病机是痰阻气滞、痰气交阻于咽喉。

妇人杂病总纲为"妇人之病，因虚、积冷、结气"，病起于气血虚损，反复感受寒邪导致脏腑经络的气机郁结。气机郁结会导致"诸经水断绝，至有历年，血寒积结，胞门寒伤，经络凝坚"，也会阻遏全身气水血，形成痰饮、瘀血。如痰涎上犯、蒙蔽清窍，"在上，呕吐涎唾……奄忽眩冒，状如厥癫"，"或有忧惨，悲伤多嗔"，即阳气不足，肝气不疏、情志郁结，诱发、加重痰阻血瘀。

主症"咽中如有炙脔"，《备急千金要方》"胸满，心下坚，咽中帖帖，如有炙脔，吐之不出，吞之不下"，强调了痰阻导致的无形的气滞；《和剂局方》则着重记载了病因与有形的痰阻："喜怒悲思恐惊之气，结成痰涎，状如破絮，或如梅核，在咽喉之间，咯不出，咽不下。"对于该病的脏腑定位，古今认识不同。古代注家认为病位在上焦、胸膈、肺，今人则认为是肝气郁滞导致。这是古今中医理论差异导致的。

未病提示妇科疾病有情志异常的特点，不是鬼神导致，病久不愈会导致虚劳，阴阳两虚而偏阳虚。同时要注意有些病在妇人多发，如本病，但也可发生在男子身上。

本条的总体病机为虚而感寒，邪阻导致气结、痰阻于咽喉。理解本条病机需将条5与条8结合分析，如徐彬："气为积寒所伤，不与血和，血中之气溢而浮于咽中，得水湿之气而凝结难移。妇人血分受寒，多积冷结气，最易得此病，而男子间有之。"

第三步，辨识未病。

（1）病传：如前所述，本病初发为阳虚、阳郁而痰阻气滞，日久则伤阴伤阳、阴阳两虚。

（2）药损：本虚标实，驱邪不得伤正。

（3）间治：水气病篇提示，行气的治法有二：轻证可以行局部气滞，重证可通过畅通全身气机来行散局部气滞，即"大气一转，其气乃散"。

第四步，策略选择。

治疗宜祛痰行气，利咽除满。

有形痰涎与无形气滞互为因果，痰愈阻而气愈滞，气愈滞而痰愈阻，解决的策略为尤在泾"有形邪气与无形邪气相搏结，祛除有形邪气为主"的原则，即痰阻气滞，应该以祛痰为主。

第五步，随证治之。

主症为半夏证。

半夏功效为燥湿化痰，降逆止呕，消痞散结。半夏在本方中作用有二：一是祛痰，二是下气散结。《本经》载半夏主"下气，咽喉肿痛，头眩，胸胀，咳逆肠鸣"，《伤寒论》半夏散及汤、苦酒汤主治喉中痰阻疼痛，《金匮要略》肺痿麦门冬汤证"大逆上气，咽喉不利"用半夏止逆下气。故经方家概括：半夏主咽喉部痰涎。

茯苓渗湿健脾，助半夏化痰之力；生姜辛散，温化水饮，助半夏祛痰散结。三药相合，即痰饮篇祛痰和胃的小半夏茯苓汤、小半夏加茯苓汤。

第六步，治病求本。

治疗以行气除满、祛痰散结。半夏温燥祛痰，下气行气，除满散结，得生姜辛温宣散，开结效果更显著。

厚朴可行气除满。厚朴味辛、性温，具有行气化湿、温中止痛、降逆平喘的功效。在厚朴三物汤、大承气汤、小承气汤中，厚朴、枳实配伍大黄，治疗实性腹满；在厚朴生姜半夏甘草人参汤中，治疗虚性腹满；而在枳实薤白桂枝汤、桂枝加厚朴杏子汤中，治疗胸满。《医宗金鉴》云："此病得于七情郁气，凝涎而生，故用半夏、厚朴、生姜，辛以散结，苦以降逆。茯苓佐半夏，以利饮行涎。紫苏芳香，以宣通郁气，俾气舒涎去，病自愈矣。"

半夏与厚朴配伍，行气解郁，化痰散结。苏叶芳香疏散，宣通郁结之气。诸药合用，共奏行气散结，降逆化痰之功。

第七步，治疗未病。

（1）病传：积极治疗。

（2）药损：半夏伤阴。

（3）间治：方中生姜、紫苏叶，辛散解表，借散表而行上焦、咽喉之气滞。

第八步，依法合方。

步一、五主症是"咽中如有炙脔"，为痰阻气滞所致，治疗宜祛痰为先，用半夏祛除咽喉的痰涎；步二、六全身的病机为虚而感寒，邪阻导致咽喉部位的气结与痰阻，半夏祛痰散结，厚朴行气除满；步三、七治未病要点是利用生姜、紫苏叶散表以散里，或后世所谓宣卫以宣肺。

本方历来有关于半夏、厚朴谁为君药的争议。以厚朴为君药者认为，本方证由情志异常致病，主症以胸咽满闷为主，后世方剂亦归于理气剂，故厚朴当为君药。此观点是从主症与病机的角度出发分析的结果。但是，痰气交阻而治痰为主，这是一个超越病机、主症的治疗策略，故以祛痰为主而治疗气滞为主的疾病，这是半夏厚朴汤的组方特点，也是理解、应用这个方剂的关键。

表 39　梅核气半夏厚朴汤原文八步法分析表

观其脉证	知犯何逆	辨识未病	策略选择
1.全身：妇人，虚、积冷、结气，在上、呕吐涎唾，或有忧惨、悲伤多嗔 2.主症：咽中如有炙脔 3.未病：或有忧惨、悲伤多嗔，此皆带下，非有鬼神，久则羸瘦，脉虚多寒	1.全身病机：阳虚感寒，七情郁结，肝气不疏，痰瘀阻滞 2.主症病机：七情郁结导致痰阻气滞或痰气交阻于咽喉 3.未病病机：情志疾病，日久更虚	1.病传：日久则阴阳两虚而气滞痰阻 2.药损：本虚标实，驱邪不得伤正 3.间治："大气一转，其气乃散"	祛痰行气，利咽除满，而祛痰为主

随证治之	治病求本	治疗未病	依法合方
祛痰：半夏、茯苓	行气除满：厚朴、紫苏叶、生姜	1.防病传：积极治疗 2.防药损：防止半夏伤阴 3.间治法：生姜、紫苏叶，辛散解表，借散表而行上焦、咽喉之滞气	半夏厚朴汤主之

二、半夏厚朴汤临床应用八步法分析（表 40）

半夏厚朴汤功效为理气降逆，化痰利咽。由半夏一升、厚朴三两、茯苓四两、生姜五两、干苏叶二两组成，主治"妇人咽中如有炙脔"，即后世所谓七情郁结、痰气交结于咽喉的梅核气。半夏功专降逆化痰，厚朴长于行气散结，茯苓健脾除湿，生姜既助半夏降逆，又助茯苓化痰，苏叶行气宽中，开胸利膈，芳香醒脾，性轻扬升浮，载诸药上行以达病所。

该方降逆为主，稍佐升散，化痰理气，行气散结，是治疗梅核气的经典方，至今仍为临床治疗该病的首选方。现代中医临床应用已经将其扩展到精神神经系统疾病、呼吸系统疾病、消化系统疾病等多个系统的疾病治疗中。

（一）半夏厚朴汤治疗梅核气的现代应用

首先，介绍半夏厚朴汤证的临床表现特点。梅核气，病名见于宋·朱肱《南阳活人书》，以咽部有异物梗阻感为中心证候。其特征为咽部似有异物梗阻，时轻时重，亦可突然消失，在情绪波动或注意力集中于咽部时，梗阻感每可加重，而当心情愉悦或工作繁忙，注意力分散时，则可减轻，甚或消失，无吞咽困难，亦无咽喉疼痛。

本病一般可分为肝气上逆、气滞痰凝、阴虚火旺三类证候。肝气上逆证，主症为咽部梗阻不适随情志变化而加重或减轻，并伴有胸胁闷胀等特征，多用柴胡疏肝理气治疗；气滞痰凝证，以咽部如物梗阻、胸脘作胀、咽喉部有黏液、苔腻为特征，即为半夏厚朴汤证；阴虚火旺证，以咽部时感异物梗塞、口干胁痛、烦躁易怒为特征，多用丹栀逍遥散合养阴清肺汤治疗。

本方证介于肝气上逆与阴虚火旺证之间，是该病从气分，到水分、血分的中间环节，故向气分偏斜则为柴胡疏肝散证，向血分偏向则为丹栀逍遥散合养阴清肺汤证。

其次，半夏厚朴汤证的病机结构与治法结构。

本方可以分为三个部分：一是由半夏、生姜、茯苓组成的祛痰单元，湿邪偏重者，加苍术；痰多而黏者，加胆南星、瓜蒌；痰湿化热、郁火偏重者，加山栀子、黄连；纳呆者，加山楂、麦芽。二是由半夏、厚朴组成的理气单元，肝气郁偏重者，加香附、木香、郁金；肝气失调者，加柴胡、白芍。三是由苏叶、生姜组成的升散单元，辅助厚朴理气，即后世所谓宣卫以宣肺，或《内经》所谓"肝欲散，以辛散之"；又本病肝气郁滞可以由心阳虚、子病害母导致，故本方有合桂枝汤温通心阳的机会。

再次，半夏厚朴汤的治未病特点。

病机衍变系由七情郁结引起肝气郁滞、上逆，再气滞导致痰凝，痰凝日久损伤阴血而导致阴虚火旺。故该病治疗时一方面注意情志疏导，预防其发生、加重，另一方面应该谨防损伤阴血，防止其加重。

半夏厚朴汤总体偏于温燥，故使用时应当中病即止，痰涎去除大半、苔滑腻减轻大半需换用其他方剂，如柴胡疏肝散或逍遥散合养阴清肺汤等。

间接治疗，原著散表以散里、宣卫以宣肺、祛痰以行气都属于间接治疗的方法。后世应用本方时，健脾以祛痰之源、养肝血而助肝气疏泄是常用的间治法。

最后，半夏厚朴汤证的治疗策略。

原著以祛痰为主导，以痰去则气行为大法；后世则以行气为主导，以气行则痰自消的策略。如陈元犀："盖妇人气郁居多，或偶感客邪，依痰凝结，窒塞咽中，如有炙脔状。即《千金》所谓咽中贴贴状，吞之不下，吐之不出者，今人名曰梅核气是也。主以半夏厚朴汤者，方中以半夏降逆气，厚朴解结气，茯苓消痰，尤妙以生姜通神明，助正祛邪，以紫苏之辛香散其郁气。郁散气调，而凝结焉有不化者哉？后人以此汤变其分两，治胸腹满闷呕逆等症，名七气汤，以治七情之病。"

（二）半夏厚朴汤证的主症拓展

主症拓展主要是以半夏证为线索展开的。以痰阻气滞的基本病机，见舌苔厚腻、白腻，口内黏腻，即可考虑半夏厚朴汤。主症可以依次排列为咽喉不利类症状、呕吐等消化系统症状、咳嗽痰多等呼吸系统症状以及心悸等心血管系统症状。

咽喉部的症状，从神经官能症、癔病类的咽喉不适，到咽喉部的疾病如咽炎、扁桃体炎、喉源性咳嗽、声带水肿、生理性的悬雍垂过长，表现为咽部异物感时，咽喉附近的颈部疾病如甲状腺肿大、甲亢、颈椎骨质增生等也可使用本方。也有学者从其治疗癔病出发，将该方扩大应用到其他神经精神异常疾病，如心因性勃起功能障碍、神经衰弱、精神分裂症、癔病、癫痫、抑郁症、震颤麻痹等。

呕吐等消化系统症状，如食管狭窄、食管痉挛、急慢性胃炎、胃下垂、功能性消化不良等。

咳痰多等呼吸系统疾病，如本方治疗顽固性鼻炎、声带麻痹白斑小结、扁桃体炎、慢性咽炎、咽部术后的黏膜修复、慢性咳嗽或上呼吸道感染后咳嗽、上气道咳嗽综合征、胃食管反流性咳嗽、慢性扁桃体炎、过敏性哮喘、哮喘、咳嗽变异性哮喘、慢性气管炎、老年坠积性肺炎等效果甚佳。

其他疾病，如心悸、胸痹、浮肿等心血管疾病，内耳眩晕症、闭经、妊娠呕吐、更年期综合征、寰枢椎半脱位伴咽部异物感、奔豚气病等气滞痰阻所致疾病。

《临床应用汉方处方解说》：主要应用于体质虚，女性性格，表现有神经质证候群者。如胃肠虚弱症、胃下垂症、胃弛缓症、食道憩室症、食道痉挛、妊娠恶阻等表现胃症状者；神经衰弱、癔病、血脉症、神经质、不眠症、神经官能症、神经性食道狭窄症、恐惧症、郁病等以神经症状为主者；扁桃体炎、支气管炎、喘息、百日咳、巴塞杜氏病、声带浮肿、嗄声、咽喉刺激感、异物感、瘙痒感等表现咽喉附近症状者；颜面水肿、阴囊水肿、肾炎、肾病等表现浮肿症状者。以心情沉重，郁久不解，喜好孤独，咽中异物感，腹部软弱，兼动悸，浮肿，喘咳，胸痛，尿量减少等为目标。

（三）半夏厚朴汤证的病机拓展

病机性质为痰阻气滞，病位可以随着主症的变化而发生变化。一般而言，癔病等与情志相关的疾病多定位在肝与心，咽喉炎症类疾病多定位在肺，咽喉周围增生类疾病多定位在肝，消化系统疾病定位在脾胃，呼吸系统疾病定位在肺，心悸以及精神神经异常疾病多定位在心。

（四）半夏厚朴汤的治未病特点

应用本方时需要防范半夏温燥伤阴。《金匮要略·肺痿肺痈咳嗽上气病脉证治》麦门冬汤证的主症与半夏厚朴汤证主症类似，而其病机与全身状态却相反。主症特点是"大逆上气，咽喉不利"，咽喉部有黏稠难以咯出的少量的痰涎，此为典型的半夏证，却见于气阴两虚以阴虚有热为主的麦门冬体质，故治疗用麦门冬七升配半夏一升，再佐人参三两、甘草二两、粳米三合、大枣十二枚，补益气阴。

（五）半夏厚朴汤的治法与治略特点

总体治疗策略为先祛邪实、后补正虚。治疗过程中，本方行气祛痰，当痰浊邪气去其大半时，需去半夏以防伤阴；在痰浊邪气快除净时，用杞菊地黄汤加生黄芪等健脾药物来补脾肾、善后固本。

表 40　半夏厚朴汤临床应用八步法分析表

观其脉证	知犯何逆	辨识未病	策略选择
1. 全身：可伴有情志异常，也可咽喉痰涎黏腻或咽干烦躁，亦可突然消失，舌苔可薄白、厚腻也可舌红少苔 2. 主症：以咽部如物梗阻、胸脘作胀、咽喉部有黏液、苔腻	1. 全身病机：肝气上逆，气滞痰凝，阴虚火旺 2. 主症病机：气滞痰凝 3. 未病病机：情志疾病，日久更虚	1. 病传：日久则阴阳两虚而气滞痰阻 2. 药损：本虚标实，驱邪不得伤正 3. 间治："大气一转，其气乃散"	1. 原著：祛痰以行气 2. 后世：行气以祛痰

随证治之	治病求本	治疗未病	依法合方
咽喉不利，呕吐，咳嗽痰多，心悸 祛痰：小半夏加茯苓汤； 湿重，加苍术；痰多而黏，加胆南星、瓜蒌；痰热、郁火，加山栀子、黄连；纳呆，加神曲、山楂、麦芽	1. 行气下气：半夏、厚朴 肝郁，加香附、木香、郁金；肝气失调，加柴胡、白芍	1. 防病传：注意情志疏导，谨防损伤阴血 2. 防药损：用半夏，宜中病即止；可反佐麦冬、人参，如麦门冬汤 3. 间治法：散表以散里、宣卫以宣肺、祛痰以行气；健脾以祛痰之源、养肝血而助肝气疏泄	半夏厚朴汤 = 半夏厚朴汤 - 麦门冬汤 - 杞菊地黄汤

温经汤证 八步法分析

一、崩漏温经汤原文八步法分析（表41）

温经汤见《金匮要略·妇人杂病脉证并治第二十二》第9条，讲的是"妇人年五十所，病下利数十日不止"，冲任虚寒、瘀血内结崩漏证的诊断与治疗。

【原文】问曰：妇人年五十所，病下利数十日不止，暮即发热，少腹里急，腹满，手掌烦热，唇口干燥，何也？师曰：此病属带下，何以故？曾经半产，瘀血在少腹不去。何以知之？其证唇口干燥，故知之。当以温经汤主之。（《金匮要略·妇人杂病脉证并治第二十二》·9）

吴茱萸三两　当归　川芎　芍药　人参　桂枝　阿胶　生姜　牡丹皮（去心）甘草各二两　半夏半升　麦门冬一升（去心）

上十二味，以水一斗，煮取三升，分温三服。亦主妇少腹寒，久不受胎；兼取崩中去血，或月水来过多，及至期不来。

第一步，观其脉证。

条9的主句为"妇人年五十所，病下利数十日不止"，其中，"妇人年五十所"为全身状态，"病下利数十日不止"为主症，后面"暮即发热，少腹里急，腹满，手掌烦热，唇口干燥，何也？师曰：此病属带下，何以故？曾经半产，瘀血在少腹不去。何以知之？其证唇口干燥，故知之"，讲的是主症的病机特点与未病提示。

第二步，知犯何逆。

首先是全身状态"妇人年五十所"。"妇人"与条5半夏厚朴汤证一样，也是指代本篇条8妇人杂病的总纲："妇人之病，因虚、积冷、结气，为诸经水断绝，至有历年，血寒积结，胞门寒伤，经络凝坚。"这是妇人杂病的总纲，也是本方证温经汤证的基础状态。汉代气温整体偏低，故汉人重阳气，这里的"妇人之病，因虚"中的"虚"多指阳虚。"积冷"，指阳虚而反复感受风寒邪气，在体内蓄积形成的虚寒状态，与《伤寒论》当归四逆加吴茱萸生姜汤的"内有久寒者"的意思相同。"结气"是寒邪导致的气机郁结，其定位后世医家多从妇人以肝为本而定位在肝，其实不必，因为汉代还没有这个理论。这一句后面"胞门寒伤，经络凝坚"提示胞门、经络就是"结气"的病位。"为诸经水断绝"，这是"虚、积冷、结气"的结果，"结气"阻碍了正常的经水的生成、排出，表现为月经后期或闭经。经水是血也是水，"诸经水断绝"表明气分的"结气"已经导致水分的郁闭。后面"至有历年，血寒积结"，病程更久一些，气分、水分的郁结导致血分的瘀结，由于有阳虚、积冷，血分的瘀结是虚寒性的，故称为"血寒积结"。而"血寒积结"连同"积冷、结气"最终会损伤胞门和经络，导致"胞门寒伤，经络凝坚"。胞，指子宫；经络，可以指代冲脉、任脉等与生殖有关的经脉。

条 8 妇人杂病的总纲提示本方证的基础状态是"虚、积冷、结气""血寒积结"，即阳虚、血分有寒。这个阳虚、血分有寒的基础或者全身状态决定了本条治疗的大方向，也是理解本方方名为"温经汤"的关键——"血寒积结"，治以温经摄血。

其次是主症"病下利数十日不止"，《医宗金鉴》曰："所病下利之'利'字，当是'血'字，文义相属，必是传写之讹。"下血"数十日不止"，即崩漏。其病因、病机用原文的话描述是"曾经半产，瘀血在少腹不去"，这是瘀血导致血不归经出现的。"何以知之？其证唇口干燥，故知之"，这是指《金匮要略·惊悸吐衄下血胸满瘀血病脉证治》提出的判断瘀血的指标，如条 10 "唇痿舌青，口燥，但欲漱水，不欲咽"，条 11 "口干燥而渴"，机制是瘀血阻闭导致津液不能上呈。

瘀血导致崩漏出血，崩漏日久会损伤阴血、导致阴虚火旺。本条"暮即发热，少腹里急，腹满，手掌烦热"就是阴虚火旺的临床表现，也是理解本条的难点。长期、大量出血导致阴虚火旺，但是不能改变全身整体的"血寒积结"、阳虚而血瘀的基础状态。显然，本条是一个寒热错杂的状态。当然，长期、大量出血也会导致阳气的耗伤。

最后是未病提示"暮即发热，少腹里急，腹满，手掌烦热"，提示出血已经导致阴虚火旺，而无论是阴虚火旺，还是更为严重的阳气虚损都会反过来导致出血加重，这需要在治疗时加以注意。

总之，本条系在阳虚、血寒积结的全身状态基础上出现胞宫局部瘀血导致的长时间的出血、崩漏，而崩漏又导致了阴虚火旺。

第三步，辨识未病。

如前所述，"暮即发热，少腹里急，腹满，手掌烦热"，提示已经出现阴虚火旺，治疗时既不可以过度温通，也不可以过度寒凉，否则都会导致出血加重。

1. 病传：在"虚、积冷、结气"的基础上，瘀血导致出血，而大量出血已经导致了阴虚火旺，而阴虚火旺、火热迫血妄行，以及阳虚不摄都会导致出血加重。针对这个病机传变，要有目的、有策略地积极治疗。

2. 药损：本条崩漏"数十日不止"由瘀血导致，而以虚寒、积冷为基础，治疗宜温阳摄血、养血止血。但是，长期、大量出血已经引起血虚内热，故而温通时既要防止温散太过、导致出血加重，也要在清热凉血时防止郁遏阳气、凝血留瘀。

3. 间治：调和五脏以调冲任。

第四步，策略选择。

本条系在阳虚、血寒积结的全身状态基础上出现胞宫局部瘀血导致的长时间的出血、崩漏，而崩漏又导致了阴虚火旺，治疗应当温阳散寒、补血活血、止血及养阴清热。由于崩漏为主症，已经是导致疾病病机衍变的核心环节，故治疗应当以止血、止崩为先；又阴虚火旺并未改变全身虚寒状态，故治疗以温阳散寒为主、养阴清热为辅。

第五步，随证治之。

主症崩漏"数十日不止"，对人体损伤很大，治疗首先要止血。此出血是由瘀血、血虚、内热及阳虚不摄导致，故止血"塞流"应当养血止血、温经止血、清热止血以及化瘀止血同用。

1. 养血止血：阿胶甘，平。归肺、肝、肾经。补血，止血，滋阴润燥，适合本条血虚、阴虚出血的止血需求。

2. 温经止血：艾叶辛、苦，温；有小毒。归肝、脾、肾经。温经止血，散寒止痛；外用祛湿止痒。用于治疗吐血、衄血、崩漏、月经过多、胎漏下血、少腹冷痛、经寒不调、宫冷不孕；外用可治皮肤瘙痒。醋艾炭温经止血，用于治疗虚寒性出血。

3. 清热止血：生地、麦冬、丹皮。

生地，甘、苦，微寒。归心、肝、肾经。清热生津滋阴，养血。主治阴虚发热、消渴、吐血、衄血、血崩、月经不调、胎动不安、阴伤便秘。

麦冬，甘、微苦，寒。归肺、胃、心经。养阴润肺，清心除烦，益胃生津。主治肺燥干咳、吐血、咯血、肺痿、肺痈、虚劳烦热、消渴、热病津伤、咽干口燥、便秘。

丹皮，辛、苦，凉、微寒。归心、肝、肺经。清热，活血散瘀。主治温热病热入血分、发斑、吐衄、热病后期热伏阴分发热、阴虚骨蒸潮热、血滞经闭、痛经、痈肿疮毒、跌扑伤痛、风湿热痹。

4. 化瘀止血：当归、川芎、芍药。

第六步，治病求本。

全身病机为阳气虚、"积冷""结气""血寒积结"，治疗宜补气、温阳、散寒、散结，而以温通为主。故主体的方剂为桂枝汤。

1. 补气：桂枝汤中桂枝、芍药在《神农本草经》记载都可以补中益气，甘草、大枣补气，在此基础上，加人参补气。

2. 温阳：桂枝汤散风寒、调营卫，即入血分而散寒行血，整个方剂可以起到温通血脉的作用，是本条温经汤的基本结构。

3. 散寒：桂枝汤本可以散寒，而对于"积冷"，本方加了吴茱萸。吴茱萸和生姜在这里的使用与《伤寒论》中也是由桂枝汤加味而成的、治疗血分有寒的当归四逆汤，"内有久寒者"加吴茱萸生姜的用法是一致的。

4. 散结：对于"结气"，桂枝、吴茱萸、半夏都可起到辛宣温散的作用。

总之，对于本条阳气虚、"积冷""结气""血寒积结"的全身状态，温经汤用桂枝汤做基本方剂，加补气虚的人参、温"积冷"的吴茱萸与生姜以及散结的半夏。当然，半夏不只是这个作用。

第七步，治疗未病。

本条寒热错杂，治疗时要寒温并用、相互反佐；血瘀与阴阳两虚，虚实错杂，故须攻补兼施、相互反佐。

需要注意的是崩漏为冲任损伤，治疗需要调和冲任。今天我们会使用杜仲、寄生、菟丝子等温肾中阴阳来提高激素水平的药物来调冲任。在汉代，则从冲脉隶属于阳明经的角度，以平胃降逆的半夏、生姜，也就是小半夏汤来调胃以调冲。

1. 病传："虚、积冷、结气"导致瘀血，瘀血导致出血，大量出血导致血虚内热、阳虚不摄。

2. 药损：温通时防止温散太过，温经汤用了生地、麦冬、牡丹皮；清凉时防止郁遏、留瘀，温经汤中有桂枝加人参当归、吴茱萸生姜半夏汤温通散结。

3. 间治：调和五脏以调冲任。冲任二脉隶属于阳明经，调胃、和阳明即调冲任。温经汤证半夏、生姜正是这个作用。

第八步，依法合方。

步一、五确定主症崩漏"数十日不止"，系在全身虚寒、积冷基础上由"曾经半产"致瘀血引起的，而崩漏大量的出血，引起血虚内热、阳虚失固，加重出血，治疗宜用阿胶养血止血，艾叶温经止血，生地、麦冬、丹皮清热止血，归芎芍芍化瘀止血；步二、六确定全身病机"虚、积冷、结气"，用桂枝加人参当归、吴茱萸生姜及半夏汤来温阳散寒、补虚散结；步三、七强调方中温阳、清热相互的反佐意义，以及半夏、生姜降胃、和阳明以调和冲任的间接治疗作用。第四步则认定本条的策略选择为首先止血，其次温阳散寒，最后养阴清热，止血有养血、温经、清热、化瘀止血等多种治法，但是全身状态以虚寒、积冷为主，故第八步依法合方，全方以温通为大法。

当然，本条也可以用体质、主症来概括，即本方证为"形寒"的桂枝体质，见归芎芍血瘀、麦地虚热、胶艾血虚的崩漏证，用麦地、姜半治未病。总体治疗策略为温通。

这是将本篇第8、9条合在一起分析的结果。如果只读第9条，原文给出的崩漏的病机是瘀血与阴虚内热，治疗应该化瘀、养血、清热，不应当以温通为大法。为此，一些医家对本方方名"温经汤"提出异议。本方以温为主，但又寓温中有通，温中有补，温中有清，温、消、补兼备，旧去新生，与第8、9条两条病机相符，其方名表达简单、直接、准确。

表41　崩漏温经汤原文八步法分析表

观其脉证	知犯何逆	辨识未病	策略选择
1. 全身：妇人年五十所＝条8妇人杂病总纲 2. 主症：病下利数十日不止＝崩漏 3. 未病：暮即发热，少腹里急，腹满，手掌烦热	1. 全身病机：虚，积冷，结气，瘀血，虚热 2. 主症病机：瘀血导致出血。 3. 未病病机：出血导致阴虚火旺	1. 病传："虚、积冷、结气"及瘀血，导致出血、出血导致阴虚火旺，或阳虚不摄，使出血加重 2. 药损：过寒凉则伤阳、留瘀；过温通则增加出血、损伤阴血 3. 间治：调和五脏以调冲任	阳虚、血寒积结的基础上见瘀血导致的崩漏，而崩漏又导致了阴虚火旺 1. 止血、止崩为先，温阳散寒为主、养阴清热为辅。 2. 故本方方名为温经汤
随证治之	治病求本	治疗未病	依法合方
漏下不止＝血虚、血瘀、阳虚 1. 补血止血：阿胶、生地 2. 温经摄血：艾叶 3. 活血止血：芍药、归、芎 4. 清热止血：麦冬、丹皮	虚、积冷、结气为桂枝证，桂枝可补虚、温通、散结 1. 桂枝汤加人参、甘草补虚 2. 吴茱萸、生姜温散内有久寒，即积冷 3. 桂枝、半夏、生姜可散结气	1. 寒热错杂，生地、麦冬、牡丹皮与桂枝、吴茱萸、生姜寒温并用、相互反佐；血瘀与阴阳两虚、虚实错杂，故归、芎、芍攻与阿胶、人参的补兼施、相互反佐 2. 间治法：降胃以平冲，半夏、生姜	当以温经汤主之。"形寒"的桂枝体质，血瘀加归芎芍、虚热加麦地、血虚加胶艾－用麦地、姜半治未病＋总体治疗策略为温通

二、温经汤临床应用八步法分析（表42）

温经汤功能温经散寒，养血行瘀。原著中由吴茱萸三两，当归、川芎、芍药、人参、桂枝、阿胶、生姜、牡丹皮（去心）、甘草各二两，半夏半升、麦门冬一升（去心），共12味药物组成，后世称为"大温经汤"，主治全身虚寒、局部血瘀导致的崩漏。其中，吴茱萸、桂枝为君药，用以温经散寒，通利血脉；当归、川芎活血祛瘀以生新；牡丹皮祛瘀通经并退热，共为臣药。阿胶、麦门冬、芍药滋阴养血，并能止血；人参、甘草补气健脾，又能统血；冲任二脉均与足阳明胃经相通，半夏通降胃气而散结，有助于祛瘀通经；生姜温胃降逆而散寒，又能助生化，以上共为佐药。甘草调和诸药，兼为使药。

需要注意的是，该方证崩漏日久，损伤阴血而已经化热，系在阳虚血寒血瘀基础上又见到了阴血有热的复杂病证，后世医家认为此方系调经祖方，经少能通，经多能止，子宫虚寒者能受孕，临床常用于治疗冲任虚寒而有瘀滞的崩漏、月经不调、痛经、不孕等妇科疾病。同时，该方也被拓展应用到皮肤病、甲状腺功能亢进、血栓闭塞性脉管炎、带状疱疹后遗神经痛、产后风湿性关节炎等。

（一）温经汤治疗崩漏的现代应用

1.崩漏温经汤证的临床表现

崩漏，是月经的周期、经期、经量发生严重失常的病证，其发病急骤，暴下如注，大量出血者为"崩"；病势缓，出血量少，淋漓不绝者为"漏"。可发生在月经初潮后至绝经的任何年龄，足以影响生育，危害健康。属妇科常见病，也是疑难急重病证。相当于西医病名无排卵性功能性子宫出血。无排卵型宫血依照年龄分类主要有青春期功血和更年期功血两组。而温经汤主治的崩漏为"妇人年五十所"，属于更年期或围绝经期功血。

更年期功血，即年龄大于40岁妇女至绝经前后之妇女功血，其间无排卵功血发生率逐年增加。临床表现为：月经频发，周期不规则，经量过多，经期延长。严重者，不规则月经过多、崩漏和严重贫血。内膜活检多呈现不同程度的内膜增生过长，故诊刮是必要的，尤应注意排除妇科肿瘤（子宫平滑肌瘤、内膜癌、卵巢癌、子宫颈癌）所致非功血性子宫出血。

温经汤主治崩漏的特点为冲任虚寒、瘀血阻滞，漏下不止，血色暗而有块，淋漓不畅。温经汤中既有养血止崩的阿胶，也有养血活血的当归、芍药、川芎。其变异的状态也可以是虚寒、瘀血引起的"妇人少腹寒，久不受胎，兼取崩中去血，或月水来过多，及至期不来"。

该方证月经异常之外的临床表现，以全身虚寒基础上见到下寒、上热为典型。

（1）全身虚寒表现

全身虚寒以"形寒"的桂枝证为主，病位在心、脾、肾。温经汤有桂枝汤的基本结构，故全身状态以"形寒"的桂枝证为基础，可以见到形瘦、肤白、动辄汗悸；又温经汤有当归，有当归四逆汤的基础结构，病机可以在虚寒基础上见血虚血瘀；而桂枝汤加阿胶、麦冬、人参等，这是炙甘草汤去干地黄、火麻仁，故全身状态属于气血阴阳均虚，可以是桂枝体质见当归证，也可以是当归体质见桂枝证，基本的表现可以有形瘦肤白、畏寒肢冷、神疲纳呆、苔白滑或腻、舌黯淡尖略红、脉沉迟细弱。

（2）下寒、局部虚寒表现

局部虚寒以吴茱萸证为主，病位在厥阴肝经。

一方面，温经汤有"内有久寒"吴茱萸证，"亦主妇人少腹寒"为病机辨别的关键。温经汤方后注曰："亦主妇人少腹寒，久不受胎，兼取崩中去血，或月水来过多，及至期不来。"温经汤中蕴含当归四逆加吴茱萸生姜汤。当归四逆汤条文见于《伤寒论》351条："手足厥寒，脉细欲绝者，当归四逆汤主之。"《伤寒论》352条："若其人内有久寒者，宜当归四逆加吴茱萸生姜汤主之。"故温经汤的临床病机包含有当归四逆加吴茱萸生姜汤方证。

另一方面，温经汤中有吴茱萸汤。吴茱萸汤涉及的原文有4条。《伤寒论》243条："食谷欲呕，属阳明也，吴茱萸汤主之。得汤反剧者，属上焦也。"《伤寒论》309条："少阴病，吐利，手足逆冷，烦躁欲死者，吴茱萸汤主之。"《伤寒论》378条："干呕吐涎沫，头痛者，吴茱萸汤主之。"《金匮要略·呕吐哕下利病脉证治》："呕而胸满者，吴茱萸汤主之。"吴茱萸汤方药为：吴茱萸（洗）一升、人参三两、生姜（切）六两、大枣（擘）十二枚。除大枣外，温经汤中均有。故温经汤证可以见到吴茱萸汤证阴寒内盛、水饮上逆而致呕吐、吐利、头痛等主症。又温经汤中用半夏，可增强和胃止呕。因此可以推测温经汤亦多有呕吐、下利、头痛等症状。

（3）上热、局部虚热的表现

温经汤中蕴含麦门冬汤。麦门冬汤见《金匮要略·肺痿肺痈咳嗽上气病脉证治》："大逆上气，咽喉不利，止逆下气者，麦门冬汤主之。"方药组成有麦门冬、半夏、人参、甘草。除去粳米、大枣，温经汤中包含麦门冬汤所有药物。麦门冬甘寒滋阴润燥，治疗阴虚火旺，如温经汤原文"手掌烦热，唇口干燥"的症状。温经汤中还有凉血活血、引血下行的丹皮。与"亦主妇人少腹寒"结合，温经汤证可以看作上热下寒，其中本方的清上热主要在麦冬、丹皮，麦冬甘寒滋润，量大可以清热，如后世的增液汤。因热为虚热，并非实热，故仲景并不加入柴胡、

168

黄芩、石膏、知母之类。

总之，温经汤证的主症为全身虚寒、局部血瘀引起的崩漏，变异的状态也可以是虚寒、瘀血引起的"妇人少腹寒，久不受胎，兼取崩中去血，或月水来过多，及至期不来"。全身虚寒可以见到"形寒"的桂枝证，见形瘦肤白、畏寒肢冷、神疲纳呆、苔白滑或腻、舌黯淡尖略红、脉沉迟细弱；也可以见到肝胃虚寒、浊阴上逆的吴茱萸汤证，见呕吐、吐利、头痛等主症。而局部的虚寒以"内有久寒"的吴茱萸证，即"亦主妇人少腹寒"的下寒为本方证病机辨别的关键，局部的虚热体现在以"手掌烦热，唇口干燥"等为典型表现的上热症状中。

2. 崩漏温经汤证的病机特点

温经汤证的病机，从形成过程看，因虚感寒、积寒结气导致寒凝血瘀，血瘀日久化热或血瘀导致出血、崩漏，出血日久损伤阴血而化热。一般将其要点概括为寒（冲任虚寒）、瘀（瘀血阻滞）、虚（阴血不足）、热（瘀热虚热），为冲任虚寒，瘀血阻滞，属本虚标实。寒凝则血涩成瘀，血瘀则新血难生，瘀久而热，阴虚而热。该方证既有阳气亏虚，虚寒内生，寒凝瘀血之变，也兼有阴血不足，虚热瘀热内生的病机，虚实寒热夹杂，如热，既有阴虚化热的虚热，也有瘀血化热的瘀热。故而，从病机最后的结果看，温经汤证为全身虚寒基础上见到下寒上热及瘀血的崩漏。

3. 崩漏温经汤证的治未病特点

（1）控制疾病传变

本证起于阳虚、寒凝致瘀，瘀血久而化热，瘀血导致出血、出血伤阴也会引起虚热，治疗需要在总体温阳散寒、化瘀的基础上适当养阴清热。

（2）防范药物损伤

本证病机复杂、性质相反，用药需要适可而止，需要根据病机灵活变化。若小腹冷痛者，这是阳气偏虚，去牡丹皮、麦冬，加艾叶、小茴香，或以肉桂易桂枝，以增强散寒止痛作用；少腹胀满，气滞较重者，加香附、乌药以行气止痛；漏下色淡、不止者，这是虚寒较重，去牡丹皮，加艾叶、熟地以温经补血止血；经血色紫黯，血块多者，瘀血较重，需要去阿胶，加桃仁、红花以增强活血祛瘀之功；如阴虚内热明显，可去吴茱萸、生姜、半夏，加生地、女贞子、旱莲草以补益肝肾之阴。

（3）间接治疗

其一，寒热药物相互反佐：桂枝、吴茱萸等温散药物与麦冬、丹皮等清热药物相互反佐。如吴茱萸、桂枝、姜半夏、生姜等有麦冬、芍药、阿胶相伍，温而不燥，温补结合，气血调和，相得益彰。

其二，补泻药物相互反佐：人参、甘草、当归、阿胶等补益气血的药物与活血的芍药、川芎以及散寒的桂枝、吴茱萸相互反佐。人参、麦冬、芍药、阿胶等有桂枝、生姜、川芎、姜半夏相配,补而不滞。

其三,和胃以调冲任:王绵之教授认为:"一般来说,半夏是和胃的,这个还得从经脉来解释。阳明经和冲脉在气街相合,所以说降阳明所以降冲任,一方面鼓舞胃气,使补气血的药更好地治虚,同时用半夏通阳明,用吴茱萸通厥阴,冲、任二脉一通,这样可以祛瘀,无论是月经不行或月经行而不断,都属于既是血虚,又有瘀血不得去,血脉不通畅,所以这样的治疗是没有抵触的。"

4. 温经汤治疗崩漏的治法与治略特点

该方证病起于全身虚寒,寒凝血瘀、瘀血化热或瘀血导致出血、伤阴后有了化热的趋向,而病机总体以虚寒为主。故本方治法有清、活、温、补多种,但以温法为主。这也是本方称为温经汤的原因。

(1)针对虚

温经汤中有补益气血的人参、甘草与当归、芍药和阿胶。尤其是阿胶,可以养血止血、止崩。后世则发展为八珍汤,至《傅青主女科》论"经水出诸肾",又增加补肾、滋肾药物,如滋肾阴的熟地、山茱萸等。如该书治疗年老血崩,先服用四剂加减当归补血汤,包括当归一两、黄芪一两补益气血,三七末三钱止血止崩,桑叶十四片收敛、补肾。四剂后血止,再加入白术五钱、熟地一两、山药四钱、麦冬三钱、北五味一钱,这是一个麦味地黄汤的结构,目的是补益肾中阴精。

(2)针对寒

温经汤以桂枝汤为基本框架温通经脉、温阳散寒。又加吴茱萸,与"内有久寒"当归四逆加吴茱萸生姜汤法是一样的。后世发展为用温润类补肾药物来温经散寒,如续断、杜仲、菟丝子等。《傅青主女科》治疗少妇血崩的固气汤,即四君子汤加熟地、山萸肉、当归、五味子养阴血,远志安神,又加了杜仲温阳。

(3)针对瘀

温经汤中有当归、芍药、川芎,可以养血和血、活血化瘀。在治疗崩漏时,后世多用失笑散。

(4)针对热

温经汤用麦冬、丹皮清热凉血。后世清热亦用黄芩、黄连及黄柏、知母,至《傅青主女科》,多用玄参、生地、地骨皮、丹皮、青蒿、石斛等替代这些苦寒药物,以防止其害胃、伤阳。典型方剂有青海丸。

总之,针对虚、寒、瘀、热的病机,温经汤的治法有补、散、消、清,补泻寒温同用。而由于病机以全身虚寒为主,故本方治法有以温通、温散为基础的特点。

温经汤是治疗崩漏的名方。在典型证，一般不做加减；也可以根据病情轻重化裁；本方行经期服药，3~5剂、经净即止，以后每月皆如此照服；可以月经来前1~2天服用。病机相反的方剂为丹栀逍遥散。

（二）温经汤证的主症拓展

温经汤证主症，按照原文中描述典型的是崩漏。全身虚寒、局部血瘀的变异状态，在妇科疾病可以是"妇人少腹寒，久不受胎，兼取崩中去血，或月水来过多，及至期不来"，即不孕、月经量多，或月经量少、甚至闭经。其主症拓展，尤其是向妇科之外的病症拓展，主要是可能的兼症转为主症，而全身虚寒、下寒上热而有瘀血的病机性质不变，寒、热、瘀的病位发生变化涉及内科、皮肤科病症。

1. 妇科病症

妇人以血为本。温经汤证全身虚寒、下寒上热而有瘀血，瘀血可以引起诸多病症，远远超过原著所属崩漏、月经量多、闭经、月经量少及不孕，应用拓展到月经逾期、痛经、带下、癥瘕、乳癖、产后虚寒、月经期哮喘、女性厥阴寒闭型不寐等，西医病种包括功能性子宫出血、慢性盆腔炎、静脉瘀血综合征、习惯性流产、子宫发育不良、更年期综合征等。

2. 内科病症

（1）桂枝证"形寒"，见形瘦肤白、畏寒肢冷，可以应用于治疗糖尿病周围神经病变、血栓闭塞性脉管炎、雷诺氏综合征等。以雷诺氏综合征为例，患者受寒冷刺激后手指和（或）足趾苍白、然后发紫，这是桂枝证，辨证当属血虚寒凝。温经汤中阿胶、当归可补血；桂枝引领吴茱萸、川芎、生姜可温通经络；人参、甘草补脾胃使生化有源；半夏、麦冬相配则能清金生水，肝肾同源，故所生之肾水又能补肝之血液；故温经汤可用于治疗雷诺氏综合征。

（2）吴茱萸汤、肝胃虚寒证，如呕吐、下利、头痛等成为主症以后，温经汤可以治疗虚寒血瘀型的血管神经性头痛、慢性胃肠炎、肠易激综合征便秘型等疾病。

（3）当归、芍药、川芎治疗血虚血瘀证，可以见到阳虚血瘀证的胃脘痛、冠心病（稳定型心绞痛）、甲亢、失眠等。

（4）麦门冬证，原文"手掌烦热，唇口干燥"，亦可拓展为肺部、皮肤的瘀热、虚热，而将温经汤拓展到治疗肺系疾病。

3. 男科病症

温经汤证全是虚寒基础上见到肝经寒凝血瘀。肝经绕阴器，故而本方在男科疾病中有很多应用的机会。如阳虚血瘀型的精索静脉曲张、阳痿等。如精索静脉曲张导致的不育证，如果系由肝经之血寒凝滞所致，则可以应用温经汤治疗。该方中吴茱萸大温入肝经，能除肝经之寒，且能温通经络；桂枝辛温，升发肝木，能温肝经而通络；当归、川芎、白芍入肝经能补血活血，使除瘀而不伤血。又脾胃为升降枢纽，人参、甘草、生姜补中能助肝木之升发。丹皮可化瘀血、除郁热。下之气血随肝脾而升，上之气血随肺胃而降，如此气血才可上下流通。据报道，赵淑艳等以温经汤治疗精索静脉曲张不育证30例，取得较好疗效。

4. 皮肤科病症

皮肤疾病久而阳虚、血瘀兼热，有应用温经汤的机会。温经汤温经散寒、祛瘀养血，可以用于治疗带状疱疹后遗神经痛、黑病变、新生儿硬肿病、荨麻疹等。

（三）温经汤证的病机拓展

原著中温经汤治疗全身虚寒、下寒上热兼瘀血的崩漏，以及月经量多，或量少、闭经、不孕症等。局部的虚寒、虚热、血瘀的病位发生变化，就形成以上各种拓展病症。如桂枝证的拓展，阳虚血瘀的部位在心、肾或脾；吴茱萸证的拓展，病位主要在肝经；当归等瘀血证、麦冬的虚热证的病位更为广泛，涉及五脏六腑、内外各脏器，如皮肤病在肺、在肝，男科疾病在肝、在肾。

清·彭子益在《圆运动的古中医学》中认为温经汤："归芎桂芍，以调木气，阿胶、麦冬、半夏以降金气，人参、甘草、生姜以调中气，丹皮、吴茱萸以调血分之气滞，整个得运动圆，然后经调也"，"本温经汤之法，活泼变通，治妇人病，应用无穷"，为后世医家誉为"调经祖方"，而拓展应用则使其成为脏腑内外均可调整的方剂。

（四）温经汤的治未病特点

防范疾病传变：疾病发展到温经汤证，病机已经虚实寒热夹杂，攻补兼施、寒热并用以防范疾病传变需要时刻注意。

防范药物损伤：主要是攻补、寒热药物之间的相互反佐，不要太过、也不要不及。

间接治疗：注意调整脾胃功能、补益后天之本以恢复各脏腑的功能。

（五）温经汤的治法与治略特点

原著治疗虚寒血瘀崩漏，温经汤温补、散消、止崩而以温为主。清代以后，医家开始从调整中焦脾胃功能认识该方，如黄元御《四圣心源》强调脾胃的枢纽功能："胃主降浊，脾主升清，湿则中气不运，升降反作，清阳下陷，浊阴上逆，人之衰老病死，莫不由此，故医家之药，首在中气。"温经汤组方中人参、甘草、茯苓、干姜，即黄芽汤，专崇阳补火、培土泻水；吴茱萸、桂枝、半夏温中燥湿，行郁降浊；当归、川芎、阿胶滋补肝血以培阳神之原，肝脾左升；白芍、丹皮、麦冬清降肺胃以助金水收藏，肺胃右降，故中气轮转，清浊复位，却病延年。随证加牡蛎以涩精止泻，亦可敛神定悸；加桃仁、鳖甲以活血散结消瘕。这是对温经汤作用的新认识，是后世拓展其应用的理论基础。

综上所述，温经汤从原著主治全身虚寒、局部下寒上热兼瘀血的崩漏、闭经、不孕症，到后世拓展成为调经祖方，并应用在内科、皮肤科、男科疾病中，对其病机、治法的认识也在不断发展中。

表 42　温经汤临床应用八步法分析表

观其脉证	知犯何逆	辨识未病	策略选择
1. 全身：形寒（形瘦肤白、畏寒肢）、内有久寒、少腹寒 2. 主症：崩漏、闭经、不孕症，到后世拓展称为调经祖方，并应用在内科、皮肤科、男科疾病，如桂枝证、吴茱萸证、麦门冬证等	1. 全身病机：虚、积冷、结气、瘀血、虚热 2. 主症病机：阳虚血瘀或瘀热脏腑定位变化 3. 未病病机：出血导致阴虚火旺，或瘀血久而化热	1. 病传："虚、积冷、结气"及瘀血，导致出血、出血导致阴虚火旺，或阳虚不摄，使出血加重 2. 药损：过寒凉则伤阳、留瘀。过温通则增加出血、损伤阴血 3. 间治：调和五脏以调冲任	病机虚、寒、瘀、热，治法为补、散、消、清，补泻寒温同用 1. 止血、止崩为先，温阳散寒为主、养阴清热为辅 2. 全身虚寒为主，以温通、温散为基础
随证治之	治病求本	治疗未病	依法合方
当归、芍药、川芎证与阿胶、丹皮证	清·彭子益："归芎桂芍，以调木气，阿胶、麦冬、半夏以降金气，人参、甘草、生姜以调中气，丹皮、吴茱萸以调血分之气滞，整个得运动圆，然后经调也。"	1. 防病传：积极治疗 2. 防药损：生地、麦冬、牡丹皮与桂枝、吴茱萸生姜相互反佐；归芎芍攻与阿胶人参相互反佐 3. 间治法：参草苓姜补火培土；归芎胶滋补肝血，肝脾左升；芍丹麦清降肺胃、肺胃右降	温经汤 = "形寒" + 吴茱萸证、麦冬证、丹皮证及局部瘀血的归芎芍证 = 补火培土、泻水燥湿 + 滋补肝血、肝脾左升 + 清降肺胃、肺胃右降 = 中气轮转，清浊复位，却病延年

参考文献

[1] 刘渡舟，苏宝刚，庞鹤. 金匮要略诠解 [M]. 北京：人民卫生出版社，2013.

[2] 王庆国. 伤寒论选读（新世纪第4版）/全国中医药行业高等教育"十三五"规划教材 [M]. 北京：中国中医药出版社，2016.

[3] 张再良，叶进. 金匮要略病证与方剂研究 [M]. 北京：科学出版社，2014.

[4] 黄煌. 张仲景50味药证 [M]. 2版. 北京：人民卫生出版社，2008.

[5] 梁龙华，王振亮，等. 仲景研究大成·治法方药卷 [M]. 北京：人民军医出版社，2016.

[6] 梁龙华，王振亮，等. 仲景研究大成·学术体系卷（上篇）[M]. 北京：人民军医出版社，2016.